EDIÇÕES VIVA LIVROS

Quem vai cuidar dos nossos pais?

Marleth Silva é jornalista formada pela Universidade Federal do Paraná e mestre em Comunicação pela Universidade de Westminster (Inglaterra). Vive em Curitiba e tem dois filhos. *Quem vai cuidar dos nossos pais?* retrata a rotina e as dificuldades de lidar com os idosos que precisam de ajuda diária, com base em depoimentos de cuidadores e de seus familiares.

MARLETH SILVA

QUEM VAI CUIDAR DOS NOSSOS PAIS?

1ª edição

viva livros

RIO DE JANEIRO – 2016

CIP-BRASIL. CATALOGAÇÃO NA FONTE
SINDICATO NACIONAL DOS EDITORES DE LIVROS, RJ

Silva, Marleth
S579q Quem vai cuidar dos nossos pais? A inversão de papéis quando a idade avança / Marleth Silva. – 1ª ed. – Rio de Janeiro: Viva Livros, 2016.
12 × 18 cm.

ISBN 978-85-8103-090-6

1. Envelhecimento. 2. Idosos – Cuidados no lar. 3. Idosos – Cuidado e tratamento. 4. Idosos – Relações com a família. I. Título.

14-18660 CDD: 362.61
CDU: 613.98

Quem vai cuidar dos nossos pais?, de autoria de Marleth Silva.
Título número 089 da Coleção Viva Livros.
Primeira edição impressa em janeiro de 2016.
Texto revisado conforme o Acordo Ortográfico da Língua Portuguesa.

www.vivalivros.com.br

Design de capa: Leonardo Iaccarino, a partir da capa originalmente publicada em 2006 pela Editora Record.

Impresso no Brasil

ISBN 978-85-8103-090-6

Para Thiago e Wellington

Agradecimentos

Devo este livro às pessoas que me contaram suas experiências. Elas me deram seu tempo, falaram de seus sentimentos, mostraram-me o que é, na prática, a vida de um familiar-cuidador. Concordaram em me receber em suas casas, deixaram-me ouvir suas histórias nos encontros de grupos de apoio. Devo a elas cada palavra escrita nas próximas páginas.

Cheguei a muitos desses cuidadores por meio de amigos que se empenharam em me ajudar a localizar pessoas que viviam a experiência de cuidar de um idoso. Obrigada a cada um deles.

Meus irmãos, que nunca questionam meus planos por mais espanto que eu lhes cause. Obrigada por esse apoio tranquilo.

Sumário

1
Por que falar desse assunto

Eu estava viajando, em férias, e pernoitei em uma pousada à beira da estrada. A insônia me fez permanecer horas pensando, enquanto esperava o tempo passar ou o sono chegar. Não lembro em que eu pensava, nem de como a ideia me veio à cabeça, mas me recordo de que foi ali que decidi escrever um livro sobre filhos que cuidam de seus pais idosos.

Duas ou três semanas depois, de volta ao Brasil, meus irmãos e eu fomos informados pelo médico de que minha mãe, provavelmente, tinha Alzheimer. Quem me trouxe a notícia foi uma de minhas irmãs, pelo telefone. Chorei de tristeza, mesmo sem saber ao certo o que Alzheimer significava – o que eu sabia, com certeza, é que era algo grave e ruim. Isso foi em 2001. Hoje, qualquer pessoa com acesso à imprensa sabe que Alzheimer é uma demência progressiva que atinge principalmente idosos.

Nos anos seguintes, deparei-me constantemente com pessoas que precisavam ler o livro que eu queria escrever. Eram filhos dedicados enfrentando rotinas duríssimas para ajudar o pai ou a mãe que se tornou dependente por causa de uma doença ou simplesmente por causa do envelhecimento do corpo. Esses filhos contavam, constrangidos, que algumas vezes tinham raiva daquela situação; que achavam que precisavam se dedicar mais aos pais; que não tinham mais tempo para cuidar de suas próprias vidas e achavam isso triste, mas natural. Afinal, tinham uma missão maior, à qual se dedicavam como a uma causa sagrada: ajudar a viver quem lhes deu a vida.

Pena que Maria Tereza não tinha chances de ouvir Fábio, que não conhecia a história de Neusi, que sofreu tanto por não saber que estava se sobrecarregando demais, como também fazia Albiara. Se conhecessem as histórias de outros filhos-cuidadores (ou cônjuges-cuidadores), teriam a chance de reconhecer nelas os excessos e perigos de suas próprias histórias.

Muitos brasileiros estão enfrentando sozinhos as dificuldades que surgem com a velhice dos pais. Esse isolamento tem um preço alto: por desconhecerem a realidade comum a todos os cuidadores, sofrem por coisas que não deveriam fazê-los sofrer. É um mundo de dor solitária e desnecessária.

Observei filhos e cônjuges que participaram pela primeira vez de uma reunião de um grupo de apoio. Cada um deles relatou suas dúvidas e angústias com timidez porque pensava ser o único a tê-las. Espantava-se ao ouvir de outros cuidadores experiências semelhantes às suas. Descobriu, então, que suas dificuldades eram normais, que seu sofrimento não revelava fraqueza, que a luta diária é das mais difíceis, sim, e que há pessoas que os compreendem totalmente. Os problemas continuam lá, mas o filho-cuidador sofre um pouco menos.

Os cuidadores são sempre severos consigo próprios – parece haver uma relação entre a disponibilidade que essas pessoas têm para se sacrificar por seus pais e esse grau exagerado de autoexigência. Querem fazer o máximo e definem o que é o máximo unicamente pelas necessidades de seus pais, nunca por seus próprios limites físicos e emocionais. Culpam-se por não fazer mais, maltratam-se por deixar seus próprios sentimentos aflorarem de vez em quando.

Os cuidadores criam mitos e, por conveniência, o restante da família pode aceitá-los. O pior mito é o de que não existe ajuda para o cuidador. A ajuda existe, sim! Basta procurar por ela e aprender a exigi-la, quando necessário.

Quis escrever este livro para dar voz ao bom senso dos profissionais que trabalham com idosos e à experiência dos próprios cuidadores que já chegaram ao fundo do poço e saíram dele: ter raiva é normal, perder a paciência é normal, não dar conta de todas as tarefas é normal. Cuidadores são pessoas especiais e não merecem sofrer tanto quanto sofrem. Para fortalecê-los, a troca de informações e experiências é a ferramenta mais eficiente. Por isso, centro este livro nos interesses de quem cuida: eles precisam continuar saudáveis e equilibrados para ajudar os que vivem a velhice com limitações.

A geração que hoje assume o papel de cuidadora vive a transição entre dois períodos. Sempre houve quem se encarregasse (ou fosse encarregado) de cuidar dos idosos da família. O que mudou neste início de século é que as rotinas das pessoas estão mais complexas, mulheres e homens estão trabalhando fora de casa, tendo filhos mais tarde e se aposentando mais velhos. Essas rotinas têm que ser adaptadas para acomodar o apoio a idosos que, mesmo com a saúde muito debilitada, podem viver até idades avançadas. Por isso, os cuidadores de hoje estão criando novos modelos de convivência entre familiares e idosos, novos padrões de cooperação dentro das famílias. O que eles conseguirem criar será usado como modelo por seus filhos e sobrinhos quando a história se repetir. Afinal, esse mundo de pessoas longevas que enfrentam as limitações do corpo idoso não vai acabar com nossos pais. Pelo contrário, é provável que nós mesmos vivamos ainda mais, repetindo a história, dessa vez no papel de quem precisa de ajuda.

Depoimento de Jonas Zukowski,
comerciário, Curitiba (PR).
8/10/2005

A partir do momento em que seus pais não estão mais na sua frente, você não vê mais ninguém entre você e a morte. Você está sozinho. É a bola da vez. Parece que se aproxima seu próprio fim.

Minha mãe achava que ia viver até o fim sem precisar ser ajudada. Para quem pensa assim, a velhice é mais difícil. Não dá para negar: nosso limite existe. Se a pessoa não tem essa compreensão, torna-se difícil aceitar ajuda. Qualquer pessoa que for auxiliar um idoso vai enfrentar essa questão. A gente diz: "Não arrume a cama, a empregada vai arrumar." E ele replica: "Mas vou ficar sem fazer nada!" Aí cai, se machuca, e o quadro piora. Minha mãe foi tendo cada vez mais dificuldades com tarefas pequenas. Eu ia tentando adaptar a casa às condições dela, mas as mudanças só funcionavam por algum tempo e, então, a situação ficava difícil de novo. E ela não se resignava.

Se fosse possível começar de novo, eu buscaria ajudá-la a chegar a essa aceitação, que tornaria tudo mais fácil. A felicidade e o bem-estar das pessoas está naquilo que elas conseguem fazer. Quando chegam a um ponto em que as capacidades diminuem, não conseguem aceitar o que está acontecendo. Minha mãe reclamava das dores que sentia, mas conseguia se levantar e tomar o café sozinha. Chegou um momento em que não podia mais, e isso foi o desespero para ela.

O idoso percebe as limitações chegando, mas esconde, reage com mau humor. Acho que é raro quem reconhece que atingiu seus limites e que precisa de ajuda. Você não pode mudar esse quadro, só atenuá-lo, para diminuir o estresse. Eu me irritava porque não queria que ela fizesse o que eu via que era perigoso. Sabe de que adiantou? De nada. Ela resistia, fazia escondido. Isso azeda o relacionamento de filhos que cuidam dos pais. Todas as queixas vinham para cima de mim. Até porque não havia muitos outros por perto. A pessoa que está atendendo se torna o foco do idoso e começa a se sentir revoltada, estressada.

Minha mãe se queixava de mim para os outros. Você começa a dirigir a vida deles, e é normal que tenham mais atrito com você. Quando entendi melhor a situação, acabaram-se os problemas. Porque quem tinha que manobrar era eu. Por exemplo, se tinha uma festinha de aniversário na família, ela dizia que não queria ir. Isso depois de passar a semana toda animada com aquilo! Eu não entendia e ficava nervoso. Até que percebi que havia para ela uma série de ações que se tornaram problemas. Ela não resolvia mais sozinha questões como comprar uma roupa ou pentear-se. O caminho é entender o que está passando pela cabeça do outro. É difícil, porque quem está cuidando se sente no direito de exigir que o idoso faça como a gente acha que é melhor. Se a pessoa que está cuidando não entende isso, vai ser um inferno, porque ela está ali dando sua vida, dando dinheiro, dando tanta coisa e não recebe nada. Isso é muito difícil.

Durante quase seis anos eu me dividi entre São Paulo, onde fica minha casa e onde está minha esposa, e Curitiba, onde tinha compromissos de trabalho e onde morava minha mãe. No começo, nem pensava em cuidar dela. Minha irmã, que morava ao lado, se queixava muito, dizia que minha mãe era implicante. Eu achava que ela precisava ter mais paciência, mas hoje entendo aquelas queixas.

Vi minha mãe atingindo os limites do seu corpo. As pequenas tarefas, como fechar uma janela, iam se tornando irrealizáveis. Precisei contratar uma pessoa para ficar com ela. Foi difícil, porque ela não aceitou. Aí você percebe que funciona, mas ela não aceita. Aponta falhas, porque no fundo não aceitou a situação.

Minha mãe chegou a uma situação em que sua dependência era total. Não comia sozinha, usava fralda, precisava de ajuda para tomar banho e se vestir, para ser colocada na cadeira de rodas e depois de volta na cama. Quando se tornou necessário ter duas pessoas para ajudar a cuidar dela, vi que não havia mais jeito. Comecei a procurar uma casa de repouso, visitei várias, até achar uma que me pareceu satisfatória.

Nenhum idoso quer ir para essas casas. Depois que estão lá, podem até perceber as vantagens, mas nunca vão admiti-las. Por isso, os filhos têm que se basear no que veem, no que os profissionais contam e não só no que o idoso diz, que vai ser a verdade dele. Isso é de suma importância, porque, senão, você não sabe o que fazer.

Eu ia visitá-la quase todos os dias. Ia para lá com medo de que, nessa visita, eu a encontrasse pior. A enfermeira me trazia o pratinho de comida para eu dar a ela. Eu me sentia mal por ver minha mãe precisando ser alimentada. É uma realidade dura essa de ter que dar o alimento na boca, de ter que animar uma pessoa deprimida. No começo eu não queria dar, mas depois pensei: "Ela fez isso por mim quantas vezes?" Ainda bem que depois de três meses vivendo lá ela começou a perder contato com a realidade, por causa do Parkinson. Quando você sabe que a pessoa não está mais na realidade, fica mais fácil.

Se você não vai, se preocupa. Se vai, fica deprimido com o que vê. Minha mulher me aconselhou a não ir todo dia por causa do meu estado. No começo, minha mãe me cobrava quando eu faltava um dia. Depois que foi perdendo a consciência, um dia sem me ver era indiferente. No finzinho, parecia que me confundia com meu irmão. Ela morreu em julho de 2005, aos 85 anos.

O que me orientou o tempo todo foi que tomei por princípio cuidar dela, fazendo muito ou pouco, mas agindo sempre. Não tenho nenhuma culpa, porque fiz o que foi possível. Em relação às visitas, por exemplo, saía de lá pior, mas conseguia me recuperar. Checava o serviço que estava sendo oferecido a ela, lia a planilha de atendimento para saber quais medicamentos estavam sendo dados. A verdade é que quem tem pai ou mãe com idade deve se envolver, porque será melhor. Quando começa o declínio, não tem como reverter. Por isso, o conselho melhor é: tem pai e mãe enfrentando o declínio da velhice? Envolva-se, que vai ser melhor para você. Protelar a ação com o idoso tem um preço. Eles não querem coisas muito especiais. Nem sempre é o melhor médico, a melhor enfermeira. Querem uma pequena atenção. Minha mãe uma vez me disse que queria tomar um sorvete, eu fui comprá-lo, porque ela não conseguia mais realizar sozinha essas pequenas vontades. Nos domingos de manhã, eu sugeria que a gente fosse dar uma volta de carro. Ela resistia, eu insistia, e a gente acabava saindo um pouco. Parece pouco, mas a situação exige que você se doe.

Em relação à morte do idoso, você vê que era um acontecimento necessário. Já em relação à nossa própria morte, é assustador. A partir do momento em que seus pais não estão mais na sua frente, você não vê mais ninguém entre você e a morte. Você está sozinho. É a bola da vez. Parece que se aproxima seu próprio fim.

Acho que o segredo é este – aceitar que as pessoas se acabam. Uma vez que vamos acabar, temos que aceitar as condições, assim como o velho leão aceita que perdeu o mando e espera a morte. Entendi isso vendo os últimos anos da minha mãe. Essa experiência fica muito bem guardada no cuidador.

2
O futuro é dos velhos

Ninguém é bastante velho para não esperar viver um ano mais.

Cícero, em *Saber envelhecer*

Em 2050, pela primeira vez na trajetória do ser humano, o número de idosos no planeta será maior que o de crianças. Não se trata apenas de uma mudança nas estatísticas. As sociedades serão diferentes. É hora, portanto, de rever a forma como encaramos a Terceira Idade. A velhice é hoje a fase da vida mais desvalorizada por homens e mulheres – e o idoso sente na pele essa desvalorização. Um traço forte da cultura contemporânea é a hipervalorização da imagem, da aparência; a imagem que está em alta é a do corpo bonito, jovem. Temem-se as rugas e a perda de musculatura como nossos antepassados temiam as epidemias de gripe. É um medo inútil. O futuro é dos velhos.

Desde 1940, os censos demográficos registram o crescimento do percentual de idosos na população brasileira. Em 2013, havia no Brasil cerca de 18 milhões de pessoas com mais de 65 anos, ou 8,8% do total da população, segundo a Pesquisa Nacional por Amostra de Domicílios (PNAD). O número de idosos está aumentando porque mais pessoas estão sobrevivendo até chegar à Terceira Idade e porque a própria Terceira Idade se tornou mais longa. Em resumo, os brasileiros estão morrendo mais tarde: segundo o IBGE, entre 1980 e 2013, a expectativa de vida do homem ao nascer passou de 59 para 71 anos e, da mulher, de 65 para 78,6 anos.

Essa mudança no perfil demográfico do Brasil se reflete na vida das pessoas. Hoje, na família de um casal de classe média na faixa dos 40 anos, é provável que haja mais avós que crianças, um fenômeno que não existiu nas gerações anteriores. Nos países ricos, onde a esperança de vida chegou aos 80 anos, os adultos podem passar um período mais longo amparando seus pais idosos do que criando seus filhos. Uma das consequências da expansão da longevidade é que um número maior de pessoas precisará de ajuda nos seus últimos anos de vida.

Por trás do termo Terceira Idade esconde-se um universo variado. Há idosos dependentes e idosos que sustentam filhos e netos com seu trabalho ou aposentadoria; idosos saudáveis e idosos dementes. Enquanto homens e mulheres na faixa dos 60 anos podem estar em pleno vigor físico, os que ultrapassam os 80 têm corpos – e, às vezes, mentes – frágeis. Há exceções, mas para a maioria das pessoas, quanto mais longa a vida, maiores serão as limitações impostas pelo corpo. Um estudo do Ipea (Instituto de Pesquisa Econômica Aplicada) mostra que perto de 40% do tempo vivido pelos idosos brasileiros se dão sem saúde,* e que a mais elevada proporção de deficientes está concentrada neste grupo etário, dado confirmado pelo Censo de 2010.

O mesmo estudo sociodemográfico constatou que 68% da população de 65 anos ou mais não conseguia ou tinha dificuldade para se locomover, ouvir ou enxergar. Anteriormente, o PNAD de 1998 constatara que 30% dos homens e 36% das mulheres com mais de 80 anos não eram capazes de desempenhar sozinhos atividades básicas, como se alimentar, tomar banho ou ir ao banheiro.

*Ana Amélia Camarano (org.), *Os novos idosos brasileiros, muito além dos 60?* Rio de Janeiro: Editora Ipea, 2004, p. 12. *(N. da A.)*

Quem pode ajudar tantos idosos que perderam a autonomia? Em 2000, 24% das famílias brasileiras tinham um idoso em casa, mas não é clara a situação deles em relação aos parentes: se eram independentes e viviam com os filhos porque esse arranjo era conveniente para as duas partes ou se eram debilitados e precisavam de ajuda nas tarefas do cotidiano. As pesquisadoras Ana Amélia Camarano, Solange Kanso e Juliana Leitão e Mello acreditam que os idosos dependentes são aqueles apresentados pelo PNAD como "parente ou agregado": 20% das mulheres idosas e 9% dos homens idosos estavam nessa situação no ano 2000.

O trabalho do familiar-cuidador é invisível nas estatísticas. Pode-se apenas inferir que passa de 3 milhões o número de brasileiros que estão ajudando um parente idoso dentro de casa.

Ao contrário do que acontece aqui, nos Estados Unidos e no Canadá há números em abundância sobre o exército de cuidadores, porque governos e empresas estão preocupados com o impacto econômico do fenômeno. Segundo o Departamento de Trabalho do governo norte-americano, 13% dos pedidos de afastamento do emprego vêm de pessoas que precisam de tempo para zelar por um parente em idade avançada. Em 2011, 40 milhões de norte-americanos estavam envolvidos de alguma forma com os cuidados com um idoso sem serem remunerados por isso. Um em cada oito canadenses fazia o mesmo; metade deles dizia que os cuidados com os pais estavam afetando sua vida profissional.

As tradições culturais pesam no momento de as famílias decidirem que tipo de apoio darão a seus idosos. Africanos e asiáticos se sentem na obrigação de manter os pais em casa até o fim. É na Europa que existe maior número de idosos vivendo sozinhos e em casas de repouso, e os casos dos idosos que moram com os filhos estão se tornando raros.* Mas mesmo o que

---

*"Family Matters – Parents Living with Children in Old Age", The Policy Studies Institute, citado na revista *The Spectator*, 2/7/2005. (*N. da A.*)

é tido como intrínseco a uma cultura tende a mudar quando as condições de vida mudam. O demógrafo Richard Lee, da Universidade da Califórnia, contou em entrevista à rádio Voz da América* que, nos países em desenvolvimento, os governos tendem a confiar no suporte familiar para compensar as falhas da seguridade social. O demógrafo alerta para o que, segundo ele, é uma tendência verificada em vários países: conforme a população se torna mais próspera, o suporte familiar aos idosos enfraquece. China e Japão são bons exemplos. A reverência aos mais velhos faz parte dessas duas culturas milenares e, no entanto, tornou-se visível a insatisfação de muitos filhos com os arranjos tradicionais. No Japão, as agressões contra idosos** se tornaram um problema social. Na China, o aspecto mais bizarro das mudanças de comportamento é a procura por casas de repouso: profissionais bem-sucedidos das grandes cidades chinesas entendem que ter os pais vivendo em um asilo privado é um símbolo de prosperidade!***

As estatísticas podem nos deixar preocupados com o que é, em essência, um fenômeno positivo: as pessoas estão vivendo mais tempo. Não se pode negar que o envelhecimento é implacável e que todos os idosos relatam as mudanças que percebem em seus corpos ano a ano. Mas a maioria de nós terá condições físicas de desfrutar a Terceira Idade com independência e só precisará de algum tipo de ajuda quando entrar no grupo dos "mais idosos" (os que têm mais de 80 anos).

A velhice se torna um problema quando a sociedade não sabe o que fazer com ela e ignora as necessidades do idoso. Pobreza e velhice são uma combinação desastrosa – mas, diante da pobreza, mesmo a infância é um problema. Em um

---

*Site da rádio Voz da América, 29/9/2005. (*N. da A.*)

**Site do jornal *Japan Today*, 23/5/2005. (*N. da A.*)

****Newsweek*, 6/12/2004. (*N. da A.*)

estudo sobre a situação da Terceira Idade no mundo* a ONU alerta que a maior preocupação deve ser com o fato de o envelhecimento acelerado ocorrer em meio a economias frágeis, diferentemente dos países desenvolvidos, que "envelheceram" após ficarem ricos. Ou seja, na América do Norte, na Europa e no Japão os governos construíram bons sistemas de seguridade social, que funcionaram bem durante muitos anos até se tornarem deficitários por conta das mudanças demográficas (longevidade maior e taxa de natalidade menor). Mas, nos países em desenvolvimento, como o Brasil, a aposentadoria nunca chegou a funcionar a contento e agora é ameaçada pelo crescimento da expectativa de vida.

Ricas ou pobres, as sociedades estão perplexas diante dessa nova longevidade. A Terceira Idade é bem-vinda quando se apresenta como uma grande consumidora que aquece setores da economia ou como uma provedora de recursos (caso dos trabalhadores rurais aposentados no interior do Brasil, que movimentam o comércio das pequenas cidades). Mas, no contexto familiar, chega um momento em que a vida longa de uma geração provoca desconforto em outra – e este é notado pelos idosos, que sofrem porque a última coisa que querem é causar problemas para os filhos. Fecha-se, assim, um círculo doloroso.

No plano social, o fato de a medicina e as mudanças de hábito estarem levando mais pessoas a conviverem durante anos com as consequências da decadência física já foi chamado de "o malogro de nosso êxito".** No plano familiar, um exemplo da dificuldade da sociedade para lidar com essa velhice longa. Em agosto de 2003, 14.802 idosos franceses com dificuldades de locomoção morreram dentro de casa por causa da onda de calor que atingiu a França. Muitos tinham filhos que estavam

---

**Saúde, bem-estar e envelhecimento*, publicado em 2003. (*N. da A.*)

**Nicholas Coni, William Davison e Stephen Webster, *O envelhecimento*. 1ª ed. São Paulo: Experimento, 1996, p. 15. (*N. da A.*)

viajando, em férias. Como passavam muitos dias sozinhos, sem receber visitas, ninguém notou o que estava acontecendo com eles. Estavam praticamente abandonados.

Velhice lembra morte, e encarar a morte com tranquilidade não é um ponto forte do ser humano. Numa aparente contradição, isso faz com que a promessa de uma vida mais longa torne ainda mais estressante, para a maioria das pessoas, a convivência com a velhice. O rabino norte-americano Zalman Schachter-Shalomi,* criador de um movimento inter-religioso de valorização da velhice, resumiu bem o que essa atitude está nos roubando: "Se temos uma expectativa de vida maior sem a consciência das possibilidades oferecidas por uma velhice produtiva, significa que estamos apenas morrendo mais tarde."

Depoimento de Milza Rocca, 65 anos,
bancária aposentada, Jacareí (SP).
4/4/2005

Só não vou dizer que a morte dele foi um alívio porque sinto saudades.

Meu pai morreu há alguns meses, com 93 anos. Estava lúcido e só no fim da vida teve problemas de saúde. Minha mãe tem 86 e está lúcida, inclusive cozinhando diariamente. Vivi sempre com eles. Coloquei os dois como prioridade na minha vida, de uma forma que hoje acho que não foi a mais correta. Cheguei a montar uma casa para mim e não consegui ir embora. Cuidar deles de corpo e alma foi a coisa certa a fazer, tenho certeza. Mas vejo que ficar amarrado com pai e mãe não é bom. Eles já tiveram suas chances e você tem que ir atrás das suas.

---

*Em entrevista à revista *Psychology Today*, edição de set.-out. de 1994. (*N. da A.*)

Sou aposentada e solteira. Cuidei dos meus pais em revezamento com uma irmã. Só que ela é mais independente e não se dedicava tanto. Os outros dois irmãos nem nos visitavam, porque diziam que ficavam tristes ao vê-los fraquinhos. Meu pai chorava por causa do sumiço deles e eu telefonava para cobrar. Aí eles prometiam que iam aparecer, mas só depois de uns 15 dias davam as caras. Isso me entristecia muito. Eu me perguntava: "Por que só eu?"

Vi muita gente entrando em depressão enquanto cuidava dos pais, por isso tratei de manter uma vida normal. Mantive meu trabalho voluntário na Associação de Aposentados e ia sempre aos bailes – alguns eu própria organizava! Quando voltava de um baile, por volta de uma hora da manhã, ia ver meu pai. Antes trocava a roupa e tirava as bijuterias. Sou perua e gosto de andar arrumada, mas achava que era ofensivo aparecer toda enfeitada no quarto de um pai acamado.

Meus amigos me ajudaram muito com apoio emocional. A maioria já sofreu na pele a dureza de ter um pai idoso definhando.

Eu ficava triste de ver meu pai tão acabado. Pai é o deus da casa da gente. Eu tinha muito medo que ele piorasse, que entrasse em agonia e que morresse perto de mim. Sabe o que aconteceu? Ele morreu na mesa do café da manhã. Eu e minha mãe pensamos que ele estava dormindo. Eu até o levei para a cama. Só depois notei que tinha algo errado e chamei a ambulância.

Fui eu que providenciei o funeral. Não consegui ir ao velório, nem ao enterro, e ainda não fui ao cemitério. Não senti necessidade. Meus irmãos foram e choraram muito.

Fiz o que tinha que fazer enquanto ele estava vivo. Ele teve um derrame que o maltratou muito. Sofria por não poder mais conversar com os amigos e tinha vergonha quando eu o levava para passear na cadeira de rodas. Como ele não tinha condições de se levantar e não falava, eu acordava quatro vezes durante a noite para saber se ele precisava de alguma coisa.

Uma noite, notei que ele queria comer. Levei-o até a cozinha e abri a geladeira. Fui apontando os alimentos e ele quis arroz. Desconfiei que era bolinho de arroz e preparei alguns. Ele comeu dois ou três e ficou tranquilo.

Foram quase quatro anos de cuidados. No final, eu nem o levava mais ao médico, porque era muito sacrifício. Ia eu mesma e relatava o estado dele. Só não vou dizer que a morte dele foi um alívio porque sinto saudades.*

---

*A mãe de Milza faleceu em 2011. *(N. da A.)*

3
O cuidador

Honra a teu pai e a tua mãe, para que se prolonguem os teus dias na terra que o Senhor teu Deus te dá.

Êxodo, 20:12

Cuidar de um idoso é uma tarefa que ninguém planeja para si. Não nos preparamos para a morte nem para a velhice, seja a nossa ou a de nossos pais. Em alguns casos, os filhos adultos se dão conta da perda de autonomia dos pais enquanto há tempo para buscar soluções. Mas raros são os que conseguem tomar decisões enquanto a situação não é crítica. Para todos, cuidar de um familiar debilitado é uma situação extrema e perturbadora.

O processo que transforma um filho adulto ou um cônjuge em cuidador é doloroso, a começar por razões práticas. O cuidador passa a usar o tempo que dedicaria a si próprio e a outras pessoas que considera importantes (companheiro, filhos, amigos) para cuidar do idoso. Tem que assumir tarefas difíceis, como ajudar no banho, trocar fraldas, controlar medicamentos, alimentar. Tem que conviver com uma pessoa que está limitada por doença ou amargurada pelas perdas inerentes ao envelhecimento.

Os sentimentos do cuidador se tornam contraditórios: ele experimenta amor e raiva, dedicação e comodismo, esperança e desespero. A culpa está sempre presente: culpa por perder a paciência, por não se dedicar mais (mesmo quando já se dedica integralmente) e por não conseguir interromper a evolução da doença.

Os cuidadores se veem assumindo tarefas semelhantes àquelas que têm com seus filhos pequenos: levar ao médico, ajudar a se vestir, dar remédios. Há uma troca de papéis: os filhos se dão conta de que estão cuidando dos pais. Os pais resistem à ajuda porque não querem dar trabalho e, ao mesmo tempo, usam as armas que têm para garantir essa ajuda e atenção. Filhos-cuidadores frequentemente se referem ao idoso como "meu neném". Há um risco nessa postura. O idoso não é uma criança e muito menos um bebê. Ele tem uma história de vida que quer ver respeitada. Tem vontades e necessidades de adulto. Mesmo os idosos muito dependentes ou que começam a apresentar sinais de demência precisam ser ouvidos. Ao contrário do que acontece na relação pais-filhos pequenos, aqui não pode haver uma autoridade que impõe suas decisões.

Há ocasiões em que os filhos têm que agir para proteger o idoso, mesmo enfrentando resistência. Por exemplo, tirando do pai o automóvel que ele insiste em dirigir mesmo não enxergando bem. Ou contratando uma faxineira, ainda que a mãe repita que não precisa de ninguém para limpar a casa (que fica a cada dia mais suja). É preciso ter em mente que o idoso tem o direito de tomar decisões e correr alguns riscos. Se ele sofre de uma demência, o poder de tomar decisões passa às mãos dos familiares, mas, mesmo nesse caso, estes precisam prestar atenção nas vontades que o idoso ainda manifesta, sob o risco de provocar estados depressivos que deterioram mais a saúde mental. Veja, mais adiante, o depoimento de Ingrid, que chorou quando soube que o filho havia vendido os móveis do apartamento em que ela viveu até se mudar para uma casa de repouso. Ingrid gostaria de manter pelo menos algumas lembranças, mas o filho não a consultou sobre o assunto, achando que a estava poupando de aborrecimentos.

Numa sessão de um grupo terapêutico que reúne cuidadores de doentes de Alzheimer, ouvi uma mulher na casa dos 50 anos dizer que sua relação com a mãe era de amor e ódio. "Eu a amo o tempo todo e às vezes tenho ódio dela", disse. As outras filhas-cuidadoras que participavam do grupo fizeram sinal de concordar. De fato, a convivência entre filho-cuidador e pais idosos é temperada por amor e raiva. O amor mantém o filho próximo dos pais dependentes e faz com que queira se ocupar deles e garantir seu bem-estar. O dia a dia repleto de contrariedades e nenhum progresso traz a raiva. O cuidador sente raiva da doença, da vida e daquele idoso que tanto quer proteger. Na maioria dos casos, a raiva contra o idoso é momentânea e desperta o sentimento de culpa no cuidador. Para alguns, a raiva está sempre presente e nasce de problemas que já existiam no relacionamento ou da incompreensão das limitações que a velhice e as doenças causam.

Quase todo mundo quer fazer a coisa certa, mas filhos adultos têm vidas complicadas, que geralmente incluem um trabalho em período integral e responsabilidades com a família. Eles podem estar vivendo a centenas de quilômetros das pessoas que precisam de seu tempo e atenção e talvez não tenham os recursos financeiros necessários. O cônjuge, ele também um idoso, tem que superar suas próprias dificuldades e solidão.

Por que cuidar?

Cuidar de pais idosos é uma tradição em algumas sociedades, mas parece não ser um instinto, um impulso que faz parte da natureza humana. Um comportamento instintivo é automático e constante. O instinto materno, por exemplo, é observável em quase todos os animais: a fêmea zela pelo filhote até que este possa lutar por sua sobrevivência sozinho. Mas, no reino animal, não se verifica o cuidado instintivo com os indivíduos idosos, que já se reproduziram e estão sem forças para ajudar o grupo. O teólogo e filósofo Leonardo Boff defende que, no caso do ser humano, cuidar é, sim, um instinto e, como todo instinto, causa desequilíbrio se for ignorado. "O cuidado, pelo fato de ser essencial, não pode ser suprimido nem descartado. Ele se vinga e irrompe sempre em algumas brechas da vida."* A psicóloga norte-americana Shelley Taylor, que leciona na Universidade da Califórnia (UCLA), vem tentando mostrar que cuidar de uma pessoa próxima de nós é tão natural, tão biológico quanto comer ou dormir, e a origem desse impulso está na nossa natureza social. Para ela, homens e mulheres seriam cuidadores naturais.**

Nas sociedades humanas, há exemplos extremos: grupos que entendem que a experiência do velho o transforma em um sábio e, por isso, ele merece um lugar especial na sociedade até seus últimos dias, e outros, que sacrificam os indivíduos velhos, que não podem mais trabalhar, levando-os a um lugar isolado onde vão morrer sozinhos. A filósofa francesa Simone de Beauvoir, em seu livro *A velhice*, revisou o tratamento dado aos idosos nas sociedades mais simples e nas mais complexas, como as europeias. Encontrou mais exemplos de abandono do que de valorização da velhice. A conclusão de Simone: "A coletividade decide o destino dos idosos segundo suas possibilidades e seus interesses: eles estão sujeitos a esse destino, mesmo quando ainda se julgam os mais fortes."***

Na sociedade brasileira atual, não é imperativo que os filhos assumam os cuidados com os pais idosos e dependentes. Fica a cargo de cada um decidir se vai assumir essa tarefa, ainda que

---

*Leonardo Boff, *Saber cuidar: ética do humano, compaixão pela Terra*. 10ª ed. Petrópolis: Vozes, 2003, p. 11. (*N. da A.*)

**Shelley Taylor, *Laços vitais, a biologia dos relacionamentos*. Rio de Janeiro: Objetiva, 2004. (*N. da A.*)

***Simone de Beauvoir, *A velhice*, 5ª ed. Rio de Janeiro: Nova Fronteira, 1990, p. 107. (*N. da A.*)

a negligência seja malvista e, principalmente, malfalada. Os cuidados com os idosos são reforçados na nossa cultura pela religião predominante (cristianismo), que tem como um de seus preceitos o respeito e a valorização dos pais. Ainda assim, ouvimos idosos dizerem: "Eu não quero ser um peso na vida do meu filho", e isso soa para os que o cercam como uma postura sensata. Mas é inegável que, para um idoso adoentado sobreviver com dignidade, ele necessariamente será um "peso" para alguém. Se não for para seus filhos, será para um profissional contratado para cuidar dele.

Em uma perspectiva ampla, a relação de dependência entre pais e filhos sempre existe. Começa na infância e na adolescência (filho depende dos pais) e se torna mútua com o passar do tempo, quando o filho adulto se encarrega de ajudar o pai ou a mãe, mas continua a receber dele algum tipo de apoio. Por fim, se os pais tiverem uma vida longa ou manifestarem alguma enfermidade, os papéis podem se inverter e o filho se torna o doador. Esta interdependência não precisa ser temida: ela fecha o ciclo de uma vida (a dos velhos) e enriquece outras tantas (as vidas dos filhos e dos netos). Ouvi alguns cuidadores que estiveram com seus pais até que chegasse a morte. Todos disseram ter ganhado muito com a experiência. "Agora entendo melhor a natureza humana", disse Alberto, do Rio de Janeiro. "Acho que não teria outro jeito de aprender o que aprendi."

A nossa vez de dar

A troca de papéis na relação do filho-cuidador com seus pais é perturbadora e muitos têm dificuldade para aceitá-la. É desse modo porque crescemos e vivemos nossa juventude esperando coisas dos pais: que eles cuidem de nós, que nos deem apoio, que comemorem nossas vitórias, que nos deem liberdade quando acharmos que estamos prontos para ela. Dependendo da realidade da família, alguns esperam mais: querem ganhar o primeiro carro, esperam que os pais lhes façam uma grande festa de casamento e que, depois, cuidem dos netinhos para que o jovem casal possa passear.

A constatação de que começou uma fase da vida em que os pais não darão mais nada choca os filhos. Surge uma outra realidade: agora é nossa vez de dar. Dar cuidados, dar assistência, talvez até dinheiro. Nada de extraordinário está acontecendo. Lá na infância poderíamos prever que esse cenário iria virar realidade um dia. É natural, é a vida. Nem por isso é fácil.

Passamos tanto tempo vendo nossos pais como provedores que a cabeça insiste em se espantar com a nova realidade trazida pela velhice. Mais que isso: para a maioria de nós, o pai e a mãe são a primeira e mais rica imagem do adulto, um adulto que amamos e por isso tendemos a idealizar. O pai é forte e inteligente. A mãe é linda e tem resposta para tudo. Ou ele é bravo e ela, nervosa. Não importa. Guardamos na memória a lembrança de seus talentos e de suas forças, e essa lembrança não casa com a visão daqueles velhinhos apáticos, daqueles corpos diminuídos. Pior no caso dos que sofrem de alguma demência e deixam de reconhecer a família. A filha de uma portadora de Alzheimer relatou-me o dia em que a mãe não se lembrou dela e, por isso, agiu com distanciamento e até um pouco de medo: "Foi o pior dia da minha vida", contou a moça.

A Terceira Idade não é igual para todas as pessoas e sua chegada afeta as famílias de formas diferentes. Adultos, percebemos algumas mudanças nos pais, mas elas não nos preocupam. O rapaz comenta de forma bem-humorada que o pai dirige muito devagar. A moça nota que a mãe fica muito tempo em casa e tenta animá-la a sair. Nessa fase, filhos e pais são independentes e podem reagir ou não à forma de vida um do outro.

Em muitas famílias, as coisas continuam assim, sem muita alteração, até que a morte leve os mais velhos. Em outras, inicia-se o processo insidioso. O filho começa a fazer recomendações e a dizer "Acho que você deveria falar com o médico sobre isso"; começa a monitorá-los, a ficar supervigilante, a checar se a mãe prepara as refeições da mesma forma que sempre fez. Eventualmente, passa a dar assistência, por exemplo, indo ao mercado para eles. Até que, um dia, se dá conta de que se tornou um cuidador.

Algumas pessoas nunca se adaptam ao papel de cuidador – elas preferem se afastar e deixar que alguém entre no vácuo que deixaram para trás. Alguns conseguem se equilibrar no papel de cuidador e um dia chegam a rir dos apertos que passam, apesar da dor que está sempre presente. Encontrei várias pessoas nessa situação enquanto tomava os depoimentos que estão neste livro. Cuidar é duro, mas suportável, desde que se cuide de si próprio ao mesmo tempo. A maioria assume essa tarefa quando está na casa dos 40 ou dos 50 anos, época em que normalmente as pessoas fazem balanços de suas vidas, lamentam o que não realizaram e renovam planos para o futuro. Ver nossos pais envelhecerem nos confronta com a realidade: o tempo passa, nossa juventude vai acabar e, no futuro, nós teremos as mesmas limitações que eles têm hoje. É inevitável que o cuidador se pergunte: "Como eu vou viver a minha velhice?" Por tudo isso, a experiência é emocionalmente pesada.

Sacrifícios e alegrias

A maioria dos cuidadores que entrevistei era mulher na faixa dos 50 anos que cuidava de um dos pais ou de ambos. Mas há uma infinidade de situações: homens cuidadores, idosos cuidando de idosos, noras cuidando de sogros ou cunhada cuidando do cunhado. Há cuidadores múltiplos, que cuidam dos pais e dos filhos ao mesmo tempo, e há cuidadores relutantes, que rejeitam assumir novas tarefas porque têm dificuldade para abrir mão de suas rotinas.

O que define quem vai amparar o idoso quando ele precisar de ajuda é a soma das circunstâncias, mais o papel em que cada um se coloca dentro da família e, ainda, a personalidade dos envolvidos. O que não muda é o que sentem esses cuidadores. Alguns sentimentos os maltratam (especialmente a tristeza de conviver com a decadência física de uma pessoa amada), outros os enriquecem (a experiência de ser generoso sem esperar muito em troca; a aceitação dos pais como eles são, enterrando velhas mágoas).

As tarefas assumidas variam do apoio em algumas situações (acompanhar nas consultas médicas; ajudar a administrar a casa e as finanças; levar em visitas a amigos) a cuidados propriamente ditos. Um idoso saudável dispensa ajuda e pode viver sozinho até chegar a uma idade muito avançada, quando corre o risco de sofrer acidentes domésticos ou enfrentar uma crise (como um acidente vascular cerebral) dentro de casa sem ter ninguém por perto. O único erro que um filho bem-intencionado pode cometer quando se prontifica a ajudar os pais idosos e saudáveis é tomar decisões sozinho, menosprezando a opinião dos velhos. Não adianta, por exemplo, pensar "Ela precisa de uma nova televisão", comprar o eletrodoméstico, instalá-lo e jogar a televisão velha fora para fazer uma surpresa para a mãe. A mãe talvez preferisse não ter que aprender a lidar com novos eletrodomésticos a essa altura da vida e ficaria mais feliz se o filho generoso lhe fizesse visitas mais longas.

Nem tudo é sacrifício no mundo dos cuidadores. Em todos os encontros que acompanhei e nas entrevistas que fiz, notei um sentimento comum entre eles, que é difícil definir. Mesmo preocupados e cansados, eles demonstram contentamento, talvez paz de espírito. Quem teve um relacionamento amigável e afetuoso com os pais aproveita a oportunidade para mostrar gratidão e amor. Quem teve um relacionamento difícil ou conflituoso entra no papel de cuidador com a expectativa de se livrar, pelo menos parcialmente, de sentimentos mal resolvidos.

Os cuidadores que vivem muito solitários sofrem mais que aqueles que compartilham as experiências com outras pessoas.

Os que esperam muito dos pais doentes (como um pedido de perdão por supostos erros do passado ou mostras de gratidão) se deprimem mais do que os que aceitam seus pais como são e no estado em que estão. A experiência de cada um se define por vários fatores, como as expectativas que se tem em relação aos demais familiares, as condições de saúde de quem precisa ser cuidado, onde se mora e a situação financeira. As crenças, religiosas ou não, também influenciam na forma como se vive a experiência.

Isso vale tanto para os cuidadores quanto para os idosos. Também o velho tem dificuldade para aceitar a sua condição, às vezes até para vê-la com clareza e reconhecer a necessidade de adaptação. Fernando, de São Paulo, não se conforma com a insistência da mãe, que está chegando aos 70 anos, em continuar vivendo sozinha na casa da família, no Rio de Janeiro. Ele e a irmã querem que ela se mude para um apartamento, onde acham que estaria mais segura e não teria que subir escadarias. A mãe não está disposta a enfrentar uma mudança de endereço, apesar de já ter sofrido uma fratura por cair da escada ao correr para atender o telefone. A única adaptação com a qual concordou foi a instalação de uma extensão telefônica.

Pessoas que hoje estão na faixa dos 60, 70 ou 80 anos têm muito forte dentro de si a responsabilidade de cuidar de sua família. Por isso, não querem perturbar a vida dos filhos e, quando estão com um cônjuge doente ou debilitado, vão além das suas forças para ampará-lo. Muitos escondem os próprios problemas. É preciso tato para intervir nesse cenário. A situação é mais crítica para os filhos que vivem longe. É comum uma pessoa que mora distante dos pais e que os visita algumas vezes por ano voltar desses encontros com a sensação de que a vida deles está se deteriorando e precisa de mudanças. Esses filhos conversam com os pais por telefone e perguntam se está tudo bem. Mas as respostas costumam ser vagas ou repetitivas.

Sem ajuda

Independente das circunstâncias que transformaram a pessoa em um cuidador, a experiência sempre é desgastante, especialmente para aquele que fica com a maior parte do trabalho, geralmente o filho ou a filha que vive com o idoso ou mais próximo dele. Ocupado em reajustar seus horários, controlar o dinheiro, enfrentar as crises que vão surgindo, esse familiar-cuidador nunca para para fazer um plano de ação que envolva o bem-estar do ente querido e de si próprio. Ele simplesmente toca o barco e assume as tarefas com o máximo de dedicação. Mas, em algum ponto dessa experiência, é fundamental parar e avaliar se está no controle da situação ou apenas correndo atrás das soluções conforme os problemas se tornam inadiáveis; se não é hora de definir o apoio de que se precisa e enfrentar o grande dilema do cuidador: pedir ajuda.

Por que pedir ajuda é tão difícil? Porque nos obriga a enfrentar algumas questões que geralmente evitamos. Como eu valorizo as minhas necessidades em relação às necessidades de meus familiares? Como eu decido o que pedir e o que oferecer? O que significa cumprir minhas responsabilidades familiares? Além disso, é preciso ter uma estratégia. O que faço em relação aos meus familiares que não colaboram? Enfrento-os e cobro ajuda?

Repare nos depoimentos que estão neste livro. Há casos de filhos que se irritaram com a falta de colaboração de seus irmãos e fizeram cobranças e outros que admitem não pedir ajuda, a não ser em último caso. Normelle admite que só pediu ao irmão que trocasse o curativo da cirurgia de próstata de seu pai porque não tinha forças para essa tarefa. A princípio, o irmão refutou, mas acabou ajudando. Fora isso, Normelle não se arrisca a solicitar mais nada e admite que tem dificuldade em pedir.

É preciso reconhecer que nem todo mundo pode ser um bom cuidador, especialmente para alguém que apresenta uma demência. Alguns membros da família são muito impacientes, outros têm dificuldades para elaborar respostas adequadas (que às vezes envolvem pequenas mentiras...). Se você é uma dessas pessoas que têm a impressão que só metem os pés pelas mãos quando tentam conviver com um idoso com problemas, é melhor procurar alguém para ajudá-lo. Provavelmente, você não está metendo os pés pelas mãos tanto assim, mas precisa de apoio para se sentir mais seguro. Todos os cuidadores exigem muito de si próprios, e por isso, acabam se machucando. Essa exigência consigo próprio é mais um elemento a empurrar o cuidador para um quadro de depressão.

A maioria dos cuidadores que deram depoimentos para este livro relata períodos de depressão. A ocorrência desta doença entre pessoas que se dedicam a cuidar de um idoso com necessidades especiais é muito maior que a média da população. Converse com dois cuidadores e um deles terá sofrido ou sofre ainda de depressão. É fácil ver o porquê.

O cuidador, normalmente, se submete a uma rotina pesada, com muitas tarefas. Muitas vezes, divide-se entre a vida profissional, o amparo a sua família e a seus pais. Além disso, o quadro de saúde do idoso o obriga a conviver com situações desagradáveis: trocar fraldas, alimentar uma pessoa que não sente a menor disposição para comer, às vezes trocar curativos. A deterioração física do idoso por si só forma um quadro deprimente para quem convive com ele diariamente. Quando se trata de um cuidador profissional, a perda de vitalidade do velho não causa muito impacto. Mas, para o filho ou filha, que guarda na memória a lembrança daquela pessoa no auge das suas capacidades, o quadro é chocante. Como se não bastasse tudo isso, o familiar-cuidador ainda tem que administrar cuidados práticos: contratar enfermeiras, orientar domésticas e negociar com planos de saúde.

Alguns cuidadores relatam sintomas que "pegaram" da pessoa de que cuidam, como desorientação cognitiva e falhas de memória. Em uma reunião de cuidadores que acompanhei, uma senhora que cuidava do marido portador de Alzheimer se queixava de esquecimentos constantes. Ela, obviamente, estava muito cansada porque vinha cuidando sozinha dele havia anos e, provavelmente, era esse cansaço que estava provocando os lapsos de memória, mas temia que fossem sintomas de Alzheimer.

Uma questão de sobrevivência

O estado geral do cuidador pode piorar conforme o tratamento que ele dá a si mesmo. Se reserva algumas horas semanais para o lazer, para sua vida pessoal e para atividades físicas, consegue renovar suas reservas de energia. No entanto, é difícil para o cuidador ter esses cuidados consigo próprio. Sua vida passa a girar em torno daquele parente idoso. É hora de lembrar dos limites, como os profissionais de saúde que atendem familiares-cuidadores não se cansam de recomendar. A vida do cuidador não pode mudar totalmente em função da tarefa que assumiu sob o risco de se afastar de suas bases e enfraquecer.

Os cuidadores têm que definir limites realistas em termos do que eles podem fazer para ajudar e aceitar as limitações. Nessa fase, os pais idosos têm que abrir mão do controle, o que é difícil para eles. O cuidador tem que aceitar que, em algumas situações, seu pai, sua mãe ou seu cônjuge não desistirá desse controle ou de tomar decisões (o que inclui decisões que parecem equivocadas aos olhos do familiar-cuidador).

Os limites do familiar-cuidador têm que existir em dois planos: o intelectual e o emocional. Intelectualmente, ele precisa aprender como colocar limites na tarefa que assumiu. Emocionalmente, tem que reconhecer suas reações – raiva, frustração e culpa – e não entrar em conflito com elas.

Cuidadores precisam de pausas, de períodos em que eles se afastam de seu idoso física e mentalmente – não adianta viajar e pensar o tempo todo no pai ou na mãe que ficou em casa. Essas pausas são necessárias para que a saúde de quem cuida não seja comprometida. A assistente social Sandra Seixas, do Serviço de Psicologia do Centro de Referência no Atendimento ao Idoso de Curitiba, viu muitos cuidadores, especialmente cônjuges, morrerem antes do doente de quem cuidavam: "A gente percebe que o cuidador está se acabando, e depois vem a notícia de que ele morreu, deixando o doente sozinho."

Nos serviços de apoio, percebe-se que as mulheres-cuidadoras procuram ajuda mais facilmente e conversam com seus amigos sobre seus sentimentos. Os homens debatem-se com a carga emocional que estão carregando e relutam em pedir ajuda, o que os coloca em risco de se tornarem agressivos. (Veja o capítulo "Culpa, raiva e também alegria".) Em alguns casos, o estresse é tão grande que as famílias ficam paralisadas, incapazes de procurar arranjos mais favoráveis. Frequentemente são pessoas de fora, como os profissionais dos serviços de apoio ou os médicos ou familiares que não estão envolvidos com os cuidados diários do idoso, que percebem o que está acontecendo e sugerem mudanças.

A razão por que isso acontece é que o cuidador corre o risco de desenvolver uma espécie de síndrome do tipo "eu tenho que fazer tudo". É fácil um cuidador desenvolver essa síndrome; é difícil se livrar dela. Ele acaba preso na armadilha de se ressentir por ter tanta coisa para fazer, se culpa por não estar fazendo mais, depois sente mais culpa ainda por ter ficado ressentido quando deveria estar cuidando de seus pais sem reclamar porque lhes deve tanto. Quando há irmãos, o ressentimento pode se virar contra eles, que não estão dividindo as tarefas com o cuidador.

Esforçar-se para fazer mais do que é possível acaba por prejudicar a saúde, as amizades, o casamento ou a carreira do cuidador. Ninguém consegue fazer tudo pelos pais, pelo cônjuge, pelos filhos e pela carreira profissional ao mesmo tempo. Maria Tereza, que vive em Londrina, teve a sorte de perceber isso logo que a mãe octogenária foi viver com ela. Ela conta em seu depoimento: "Minha vida não iria esperar que eu cuidasse o tempo necessário da minha mãe para depois retomar do ponto interrompido. Não, o tempo iria passar por mim, meu marido e meus filhos do mesmo jeito que estava fugindo da mamãe."

Carente e inseguro

Filhos-cuidadores precisam entender seus pais e não esperar muita compreensão em troca. Não é uma questão de altruísmo, mas de sobrevivência. O cuidador que espera compreensão e agradecimento corre o risco de enfrentar uma grande frustração. Mais ainda, ele não pode esperar que as pessoas à sua volta entendam totalmente sua situação. Converse com cuidadores e você verá quantas dores de cabeça eles têm por prestarem atenção nos comentários de familiares e conhecidos que não "colocam a mão na massa", mas têm opiniões e críticas sobre o que está sendo feito por aquele idoso. Carente e inseguro, o cuidador se torna sensível a críticas quando deveria ignorá-las totalmente.

Por sua vez, os pais idosos, em geral, não conseguem demonstrar a gratidão da forma que os filhos esperam. Pode ser porque uma demência os impede de compreender totalmente a situação ou porque estão tão envolvidos com suas próprias dores que se tornam amargos. O cuidador que se coloca no lugar de seu pai ou sua mãe acaba ajudando a si próprio porque, ao entender melhor o idoso, tem menos pena de si mesmo. O idoso vive num mundo de perdas emocionais e dores físicas que a maioria de nós se arrepiaria só de imaginar. Perdem-se os amigos e os irmãos, perde-se o cônjuge. O corpo declina: torna-se difícil caminhar, enxergar, ouvir – tudo limita muito as atividades que um idoso pode realizar. Como se não bastasse isso, o velho tem a sensação angustiante de não ser mais capaz de inspirar amor, receia perder a autonomia e não tem mais perspectivas para o futuro.

O cuidador também pode ter mágoas e frustrações em relação aos familiares, especialmente irmãos. Como eu disse na abertura deste texto, ninguém escolhe ser cuidador – as circunstâncias o empurram a assumir esse papel. É um fardo enorme, que fica mais fácil carregar com a ajuda das pessoas mais próximas e que também têm ligação com aquele idoso. Que os irmãos achem natural que o cuidador esteja naquela posição (porque é solteiro, porque não tem filhos ou outra explicação assim) não ajuda em nada. Ele poderia decidir dedicar-se totalmente à sua vida e deixar um grande vácuo – ou seja, um grande problema – para o restante da família ocupar. Se não o faz é porque tem desprendimento e dedicação. Merece e precisa ser valorizado e apoiado. O cuidador de idosos tem na nossa sociedade que envelhece um papel tão importante quanto o dos pais.

Depoimento de Jane Maria Libânio Moreia, 42 anos, funcionária pública, Congonhal (MG).
5/4/2005

Pretendo manter a dedicação até a minha tarefa terminar e quero que isso demore para acontecer. Se Deus quiser, eles vão chegar aos 100 anos.

Eu e meu marido viemos morar na casa dos meus pais há quatro anos, quando percebi que eles não tinham mais condições de viver sozinhos. Eles não pediram nada. Não temos filhos e mantemos nossa própria casa montada. Meu marido vai lá quando quer assistir a um jogo de futebol. Eu vou cuidar da nossa casa quando minha irmã que mora em Santos vem me ajudar nos cuidados com meus pais. Isso acontece mais ou menos a cada dois meses. Mas não me sinto bem longe deles, mesmo que seja por algumas horas: fico preocupada.

Meu pai tem 88 anos e sofreu um AVC. Minha mãe está com 84 anos, tem Alzheimer e sofreu uma isquemia recentemente. Nós somos cinco irmãos. Só eu moro em Congonhal. Tenho duas irmãs que vivem em Senador, uma cidade vizinha. Uma delas vem me ajudar durante a semana. A outra vem nos fins de semana. Também temos duas moças que ajudam na limpeza da casa e nos cuidados com meus pais. Menos de duas pessoas para cuidar de tudo não dá.

Minha mãe teve uma fase de braveza e agora anda calma. Ela foi costureira e passa horas costurando a toalha da mesa: faz pregas e barra, tudo só na cabeça dela. Pega uma vassoura e leva o pó de um lado para o outro. Temos que ficar sempre de olho para ela não cair ou se machucar. De vez em quando, dá bronca, do mesmo jeito que fazia quando a gente era criança. Meu marido morre de rir quando vê essas cenas.

O dia passa voando, de tanta coisa que tem para fazer. Minha mãe toma remédio de duas em duas horas. Meu pai, de quatro em quatro. Logo cedo, damos um mingau para eles, na cama mesmo. Depois, vem o banho. Meu pai está fraco e, por isso, toma banho na cadeira. Só eu faço a barba dele.

Trabalho em turnos de 12 horas no posto de saúde. Não tenho tempo para passeios. Meu marido me entende porque o pai dele também é doente.

Da minha parte, acho que vale a pena o esforço. Pretendo manter a dedicação até a minha tarefa terminar e quero que isso demore a acontecer. Se Deus quiser, eles vão chegar aos 100 anos. Quando me perguntam se eu tenho filhos digo que sim, que tenho gêmeos. Eles são como bebês, inclusive porque não conseguem contar o que está acontecendo e eu tenho que adivinhar o que incomoda um e outro.

Dou muito carinho para eles. Acho que cuidar do pai e da mãe é natural. O que eu estou passando, eles passaram comigo. A gente tem que retribuir o que eles fizeram por nós.*

*O pai de Jane morreu em 2007; e a mãe, em 2009. *(N. da A.)*

4
Um encontro de cuidadoras: idosos com demência

Aqueles últimos anos de vida podem ser difíceis, mas também redentores. Enquanto cuidamos de nossos pais, ensinamos nossos filhos a cuidar de nós. Enquanto vemos nossos parentes envelhecerem, aprendemos a envelhecer com coragem e dignidade. Se esses anos forem bem aproveitados, o velho e o novo podem se ajudar mutuamente a crescer.

Mary Pipher, em *Another Country*

Hospital Regional do Guará, Distrito Federal, quarta-feira, 6 de abril de 2005, 14 horas. A enfermeira abre a porta do ambulatório de geriatria. Um grupo de mulheres que aguardava no corredor entra e ocupa as cadeiras espalhadas em círculo na pequena sala de espera. Ninguém se conhece, ninguém conversa.

O Dr. Frattini, o geriatra, olha ansioso para o grupo. Parece que quer começar logo a reunião. Nesta tarde, ele não dará consultas. Na primeira quarta-feira de cada mês, o Dr. Frattini e Luciana, a assistente social do serviço de geriatria, recebem cuidadores de idosos portadores de demência para conversar. O grupo do mês de abril é formado só por mulheres, a maioria com 50 anos ou mais. Como se trata de um hospital público, acontece uma triagem econômica natural: as pessoas têm uma situação financeira modesta.

Uma a uma, as mulheres se apresentam. A primeira a falar conta que cuidou da sogra e hoje trabalha como cuidadora profissional. Há outras duas cuidadoras profissionais na reunião. Ao contrário do que se podia esperar, elas mostram envolvimento emocional com os pacientes e suas famílias. Uma chega a dizer que, quando está de folga, não para de pensar na mulher de quem cuida. "Não vejo a hora que chegue a segunda-feira para eu checar se está tudo bem com ela", diz. O Dr. Carlos Frattini Ramos lhe dá uma bronca (serão muitas ao longo da reunião).

"Na hora de passear, esqueçam seu velho. Vocês não podem se culpar por se divertir enquanto o outro está doente. Deixem de lado essa história de 'só eu que sei cuidar'. Se acontecer alguma coisa enquanto vocês estiverem fora, saibam que iria acontecer mesmo que vocês estivessem do lado do doente. Se vocês gostam do demente, cuidem bem de si."

Frattini faz questão de usar a palavra demente para se referir aos pacientes de Alzheimer. Inicialmente, as esposas, filhas e cuidadoras que estão na reunião evitam a palavra. Aos poucos, começa-se a ouvir "demente" também nas perguntas.

"Prefiro a palavra demente porque ela deixa claro o que está acontecendo com o paciente. Ele está perdendo a mente, ele não pensa mais. Precisamos saber o que está acontecendo com o nosso familiar e aceitar a realidade. A negação causa muito sofrimento."

Em seguida, ele explica como o Alzheimer atua sobre o cérebro, comparando a ação da doença ao desaparecimento da secretária (células) que arquivava nossos papéis (memórias).

"Quando a secretária não está mais no escritório, os papéis que vão chegando se perdem. A gente só consegue pegar do arquivo (cérebro) os papéis velhos. Chega uma hora em que a confusão é tanta que não se acha mais papel algum."

As cuidadoras que se apresentam vão contando um pouco de suas experiências. Uma senhora muito miúda enterrou há pouco tempo o marido, que ela chama de "meu velhinho". Não explica por que continua frequentando a reunião de cuidadores (será que passa por uma espécie de síndrome de abstinência?). Ao seu lado, alguém conta que está cuidando do ex-marido. "Às vezes, passo a semana inteira pelejando para ele tomar banho." Outra, cabelos totalmente brancos, cuida do pai e da mãe, ambos com Alzheimer, ele também com Parkinson. Ao chegar a vez de uma moça nos seus 40 anos, a assistente social Luciana se antecipa e fala por ela:

"Acho que ela atingiu o fundo do poço como cuidadora. A situação está muito dura e ela está sendo muito exigida. A mãe tentou suicídio. Eu pedi que viesse aqui para desabafar um pouco."

Ao seu lado, cabeça muito baixa, a moça tenta esconder as lágrimas. Ao longo da reunião, raramente ergue a cabeça.

Uma senhora pede para falar e diz que entende o que aquela moça está passando.

"A gente fica derrubada. Para mim a parte mais difícil é nunca dormir direito. Essa noite acordei três vezes para trocar o lençol por causa do xixi. Ele arranca as fraldas que eu coloco e rasga em pedacinhos. Quando eu entro no quarto o gel das fraldas está espalhado pelo chão e a cama, molhada."

Outra comenta que o pai arranca as cortinas e que se queixa aos vizinhos de que está sendo maltratado.

Frattini aproveita a deixa para sugerir algumas providências práticas:

"Peçam ao geriatra um atestado dizendo que o idoso tem demência e guardem em casa. Idosos dementes se queixam dos cuidados que recebem e às vezes fazem coisas estranhas, como saírem nus pelas ruas. Um vizinho bem-intencionado e mal-informado pode não entender o que está acontecendo e denunciar você à polícia. O Estatuto do Idoso incentiva as denúncias e a polícia não sabe como lidar com essas situações.

Acaba prendendo o cuidador com base na queixa do idoso e piora a vida de todo mundo."

(Uma senhora atendida no ambulatório do Guará mudou de cidade porque um vizinho a denunciou diversas vezes e ela não suportou a vergonha.)

"Vençam a vergonha e contem para os vizinhos o que está acontecendo. E o vizinho que tem juízo que não dê risada porque amanhã poderá ser ele a passar por esta situação."

"Não batam nunca no demente. Quando estiverem muito nervosas, saiam de casa ou esmurrem o colchão."

O último conselho pode parecer esquisito. Não para quem ouve diariamente histórias contadas por filhos-cuidadores. Frattini e Luciana conhecem bem as circunstâncias que levam um cuidador amoroso a ter vontade de dar um murro no seu doente. "O cuidador não dorme direito durante anos, vive cansado fisicamente e lida com uma pessoa que não lhe dá respostas. Se não se cuidar, uma hora pode sentir impulso de agredir."

Conforme as mulheres contam suas dificuldades, ele dá outros conselhos práticos, sempre enfatizando que o cuidador vai encontrar suas próprias soluções com base na observação do doente.

"Deve-se corrigir o doente de Alzheimer quando ele fala alguma bobagem ou confunde as pessoas?"

Resposta de Frattini: "No início da doença você pode corrigir. Depois, não. Lembre-se de que ele não está mais pensando. Concorde com tudo que o doente falar e faça o que você achar certo."

"Às vezes acho que ela faz algumas manhas para conseguir a atenção da família..."

Frattini: "Nada disso. O paciente não tenta chamar a atenção, ele não elabora raciocínios como esse."

"Estou muito frustrada porque a doença piorou muito depois que eu comecei a cuidar dela."

Frattini: "A gente se sente inútil porque não consegue deter o avanço da doença. Mas o fato é que a doença iria avançar qualquer que fosse o cuidador. O que você não está levando em conta é que ela está vivendo melhor porque você está cuidando dela."

"Ele anda muito parado. Às vezes tento reanimá-lo convidando para passear ou para fazer alguma atividade, mas ele não aceita."

Frattini: "Chega a fase em que o doente vai parando. Ele vai se desligando, fala pouco, move-se pouco. Você não tem que se culpar por isso. Entender a progressão da doença é importante para se preparar para o final." (Aqui, Frattini pergunta para sua pequena plateia qual será o final. A esposa do homem que rasga as fraldas responde: "A morte.")

"Será que um pouco de massagem vai fazer bem para ela?"

Frattini: "O contato físico é muito importante. Durante toda nossa vida o contato físico com o outro faz a gente se sentir bem. O doente tem necessidade de abraços e de carinhos. Mas seja delicado na massagem porque a pele do idoso é tão fina que pode até rasgar."

"É difícil fazê-lo comer, tomar banho..."

Frattini: "Uma característica da demência é responder não para tudo. Se não quiser ouvir um não, não pergunte. Pule essa parte da conversa. Vá dando a comida em vez de perguntar se ele quer comer. Vá ligando o chuveiro e levando para o banheiro em vez de perguntar se ele vai tomar banho."

Alguns dos comentários do médico surgem espontaneamente e parecem não ter ligação com o que as mulheres falam. Noto que é desenhado um quadro mental sobre as circunstâncias em que elas fazem seu trabalho e que introduz os assuntos que elas próprias parecem negligenciar. É assim, por exemplo, com a questão da ajuda para o cuidador.

Nenhuma das mulheres que participa da reunião contratou um cuidador profissional para ajudá-las. Parecem não ter nem mesmo uma empregada doméstica. Frattini recomenda que procurem a ajuda de um cuidador profissional ou que tentem dividir as tarefas com outros parentes. "É trabalho demais para uma pessoa só."

Todas se mostram extremamente caprichosas nas tarefas diárias e, mesmo assim, às vezes, sofrem recriminações de parentes ou vizinhos. Uma vez, Frattini atendeu uma cuidadora que estava sendo criticada pelo filho porque mantinha o hábito de fazer escova no cabelo às sextas-feiras, uma "futilidade" que ele achava que ela devia abandonar para se dedicar só à tarefa de cuidar do marido doente. "Se alguém te criticar, responda pedindo ajuda. Aí essa pessoa vai mostrar se sabe mesmo do que está falando. Não tentem ser perfeitas. Quem quer ser perfeito fica louco."

Na mesma linha de raciocínio, ele incentiva as cuidadoras a fazerem exercício físico. Tudo para se preservarem. "Eu não posso sofrer o sofrimento do outro. Vamos ser dois a precisar de ajuda. Não tenho culpa por estar bem."

Ao longo da reunião pipocam relatos sobre a rabugice do velho doente. Frattini acalma aquelas pessoas desgostosas: "O demente não fala com você, mas com uma pessoa que existe na cabeça dele. E se ele é agressivo, é porque está respondendo a algo que você fez e que ele interpretou de forma errada. Nesse jogo, não conta a sua boa intenção, mas a interpretação que o doente faz do seu gesto. Por isso, use sempre um tom de voz tranquilizador. Na fase mais adiantada da doença, não importa mais o que você fala (que o doente não irá entender), mas como você fala (que ele irá sentir)."

Agitado, falando rápido e em linguagem simples, o médico faz render ao máximo as duas horas da reunião. Dá para notar, por trás de seus comentários, a ênfase em duas mensagens que ele quer que as cuidadoras entendam: (1) elas precisam se cuidar, o que exige fugir da culpa gerada pela necessidade de fazer cada vez mais por seu doente; (2) o relacionamento que existia antes da doença influencia o que vai acontecer daqui para a frente. Por exemplo, o filho que não se sentiu amado pelo pai vai sofrer mais para cuidar dele. Além disso, os filhos crescem com a ideia de que o pai e a mãe sabem tudo e depois sofrem muito para aceitar que eles não sabem mais nem o que está acontecendo à sua volta.

"Quanto mais tempo a gente demora para reconhecer a perda, mais a gente perde. Já perdemos a saúde da mãe, do pai. Se não admitimos isso, perdemos a tranquilidade e consumimos nossas forças com sentimentos inúteis."

Ele cita o exemplo do filho que se magoa quando o pai não o reconhece. "No fundo, esse filho está inconformado em perder o pai, em ser 'abandonado'."

São 16 horas e a reunião é encerrada. O efeito da conversa é visível. Todas as participantes parecem mais animadas e conversam entre si. O médico e a assistente social ainda têm que atender algumas pessoas que precisam de orientações mais específicas.

Involuntariamente, acabo acompanhando a conversa do Dr. Frattini com Albiara, uma moça de 33 anos que cuida da mãe, em estado muito avançado de Alzheimer. Albiara quer aprender a levantar a mãe da cadeira e da cama. Suas costas estão doloridas de tanto esforço que tem feito. O médico me pede para fazer o papel de doente para que ele possa demonstrar como levantar um adulto. Aproveita também para ensinar Albiara a mover a mãe na hora do banho e a trocar o lençol – tudo isso sem tirar a idosa da cama. Até agora, ela agia por instinto, mas o médico diz que a forma que ela arranjou para mover a mãe está forçando muito sua coluna. Sugere que se exercite e faça alongamentos. A moça tem várias desculpas para não se cuidar mais. Frattini desmonta cada uma delas com um argumento simples e lúcido. Não tem dinheiro? "Procure um local público que ofereça ginástica." Sem tempo? "Gaste menos tempo limpando a casa." Os vizinhos dão muito palpite? "Diga para eles te ajudarem ou para calarem a boca."

O Dr. Frattini nunca para de falar. Se Albiara for esperta, vai ouvir seus conselhos.

Depoimento de Ana Claudia Pereira da Luz, 50 anos, economista, Cuiabá (MS).
2/5/2005

Por que aturar a demência da minha mãe se ela teve tão pouco tempo e atenção para mim?

Durante cinco anos, fui responsável pela assistência a minha mãe, que teve demência. Acho que ela fez muitas coisas erradas ao longo da vida, e esses erros me atingiram, mas eu fiz o que acreditava ser a coisa certa. Pais cuidam dos filhos. Filhos cuidam dos pais quando eles precisam.

Claro que convivi com sentimentos antagônicos. Por que aturar a demência da minha mãe se ela teve tão pouco tempo e atenção para mim? Por que sacrificar minha vida pessoal se ela sempre me colocou em segundo plano? Imagino que filhos que sentem gratidão pelos pais devem até gostar de cuidar deles na velhice: é uma forma de retribuir, e retribuir faz bem para a gente. Mas eu não encontrava muito o que agradecer à minha mãe. Isso certamente tornou minha experiência mais difícil.

Sou a mais velha de três irmãos. Meus pais pareciam ter um casamento feliz, mas minha mãe nunca quis se dedicar aos filhos. Não sei exatamente por que isso aconteceu. Ela era muito envolvida com o trabalho, mas não sei se isso explica seu desligamento. Lembro que, adolescente, eu escolhia minhas roupas em uma loja e meu pai ia depois pagar. Uma vez por ano, ele ia comigo e meus irmãos comprar roupas íntimas.

Escolhi fazer faculdade no Rio de Janeiro. A partir daí, passei a ter pouco contato com minha mãe. Meu pai ia todos os anos ao Rio para ver como eu estava instalada. Assim que me formei, meu pai faleceu. Com isso, me desliguei completamente de mamãe. Uma vez por ano, voltava a Cuiabá para visitar meus irmãos e procurava por ela. Minha mãe sempre parecia muito ocupada e sem tempo para me ver. Uma vez soube que esteve no Rio para participar de um congresso e não me procurou. Foi a gota d'água. Também não a procurei mais.

Em 1992 voltei a morar em Cuiabá, porque meu marido foi transferido para cá. Naquela época, mamãe vivia sozinha e meus dois irmãos estavam cuidando de fazendas. Foram eles que me contaram que ela andava esquisita, com comportamentos estranhos. Um dia fui surpreendida por um telefonema de meu irmão do meio. O neurologista da minha mãe havia telefonado para ele pedindo que fosse ao consultório. Ele não podia ir porque estava na fazenda e demoraria alguns dias para voltar. Como não sabíamos se era algo urgente, me prontifiquei a ir.

O médico me contou que minha mãe estava apresentando um quadro de demência. Ela o procurara seis meses antes se queixando de lapsos de memória e ele notou que era algo mais grave. Recomendou que eu checasse com os colegas de minha mãe se ela não estava tendo problemas no trabalho.

Procurei a clínica onde minha mãe prestava serviços. De fato, ela não estava mais trabalhando a contento. Uma vez, interrompeu uma sessão de fisioterapia, olhou para o paciente e mandou que ele saísse correndo porque ela iria bater nele.

Meus irmãos se encarregaram da minha mãe durante os 14 meses seguintes. Ela ainda estava relativamente lúcida e achei que a minha reaproximação não ajudaria em nada. Chegou um momento em que ela não tinha mais condições de se cuidar sozinha. Contratamos duas pessoas para ficar com ela. Eu mesma contratei as duas moças, mas não tive contato com minha mãe. Nas folgas das moças, um dos meus irmãos ou suas esposas tinham que ficar com ela. Mamãe tentava sair de casa, não comia, quebrava objetos da casa (uma vez quebrou a tevê porque não conseguiu mudar de canal), telefonava para números que escolhia na lista telefônica e falava bobagens. Em alguns dias, parecia quase normal.

Concluímos que seria melhor levá-la para uma clínica. O problema foi que ela reagiu muito mal durante uns três meses. Aí tive que enfrentar minha má vontade e encontrá-la. Meus irmãos passavam a maior parte do tempo nas fazendas e alguém precisava ir vê-la. Ela ficava mais calma quando recebia visitas de conhecidos. Alguns dias não me reconhecia, e eu me sentia aliviada. Outros, percebia quem eu era e me fazia perguntas constrangedoras: "Você gosta de mim?", "Tem raiva de mim por não ter te visitado em São Paulo?" (eu tinha vivido no Rio e não em São Paulo, mas não me dava o trabalho de corrigir), "Por que você está aqui se nós duas não somos amigas há tanto tempo?". Foi assim ao longo dos cinco anos de internamento.

Ela repetia as mesmas perguntas incontáveis vezes. Um diálogo típico era assim:

– Faz tempo que você chegou?

– Uns dez minutos, mamãe.

– E por que não veio logo me ver?

– Eu vim. Estou com a senhora desde a hora em que cheguei.

– E faz tempo que você chegou?

Aprendi um truquezinho para lidar com a situação e com os meus próprios sentimentos. Se você se pegar respondendo com irritação à sua mãe que te faz a mesma pergunta dez vezes em 15 minutos, admita que você está frustrado, peça desculpas a ela e não sofra mais por isso. Não há o que fazer nem há por que se irritar com alguém que não pode agir de outra forma.

Mamãe morreu aos 66 anos, depois de sofrer três derrames. Naqueles anos, mantive o hábito de visitá-la duas vezes por semana. Checava os medicamentos e se ela estava bem cuidada. Levava alguns alimentos para reforçar sua dieta. Sentava-me ao lado dela por uns vinte minutos.

Meus irmãos agiram como se ela tivesse morrido ao entrar na clínica. Nunca foram visitá-la. Não os julgo nem os culpo, afinal eles não desistiram dela enquanto estava lúcida, e acho que minha mãe era mais difícil sã do que demente.

Para mim, havia o impulso de fazer algo por uma mulher que estava doente e sozinha. Apesar das mágoas, esse impulso me fez cuidar dela. Acho que fiz a coisa certa.

5
Culpa, raiva e também alegria

Estás só. Ninguém o sabe. Cala e finge
Mas finge sem fingimento.
Nada esperes que em ti já não exista.
Cada um consigo é triste.

Fernando Pessoa,
em *Odes de Ricardo Reis*

É difícil encontrar uma pessoa que passou pela experiência de cuidar de um idoso dependente (não importa o grau de parentesco) que possa afirmar que não sentiu culpa e raiva. Os dois sentimentos surgem da vontade de ver o idoso bem. A impotência para melhorar a saúde dele provoca raiva e culpa. A falta de cooperação por parte do doente também provoca raiva – e a raiva traz a reboque a culpa. A dificuldade para controlar a própria vida, que vai sendo tomada pelas tarefas de cuidador, traz mais raiva e mais culpa, agora em relação a si próprio e aos familiares e amigos que ficaram em segundo plano.

São sentimentos e pensamentos que o cuidador geralmente interpreta como cruéis ou exageradamente emocionais. Quem observa de fora a realidade dos cuidadores e ouve suas histórias percebe que o surgimento da raiva e da culpa é previsível e até inevitável. Mesmo assim, eles demoram a ganhar coragem para falar disso e, quando finalmente o fazem, sofrem com a vergonha. Ouvi depoimentos do tipo: "Às vezes eu tenho raiva da minha mãe. Mas como posso sentir raiva de uma pessoa doente, idosa, que está levando uma vida tão difícil!" Ou: "Diante da saúde debilitada do meu pai, desejei que sua vida acabasse logo. Sinto vergonha e culpa por ter pensado nisso."

Pobres cuidadores! Sofrem porque são duros consigo próprios. Sofrem menos pelos aspectos práticos do atendimento que dão aos pais ou cônjuge e mais pelo aspecto emocional. O sentimento de culpa está sempre presente entre eles – até o mais devotado acha razões, de vez em quando, para se questionar: "Estou fazendo o suficiente?" Geralmente a resposta que é dada: "Não." Culpa e impotência são companheiras constantes dessas pessoas.

(A culpa está por todo lado: os pais tampouco se perdoam por dar trabalho aos filhos.)

Quando o cuidador revela seus sentimentos "proibidos", revela também por que se censura. Ao falar da culpa:

"Não estou fazendo o bastante. Ela fez tanto por mim..."

"Visitar meus pais se tornou uma obrigação. Não deveria ser assim."

"Como posso levar uma vida normal quando minha esposa está doente?"

"Meus pais perderam a saúde, a vida deles se tornou muito difícil e meus cuidados não mudam essa situação."

Ao falar da raiva:

"Por que essa doença horrível foi acontecer conosco?"

"Me esforço tanto e minha mãe continua ligada apenas ao meu irmão."

"Meu pai não me deixa ajudá-lo."

A negação da realidade agrava a raiva e a culpa. Não aceitamos que a doença aconteceu na nossa família; não aceitamos que doença e morte fazem parte da vida e que não podemos evitá-las; não aceitamos que temos limites e, por isso, nunca vamos conseguir fazer tudo que achamos que devíamos fazer; não aceitamos que rejeitamos instintivamente experiências desagradáveis e que as visitas aos nossos pais podem, às vezes, não ser prazerosas; não aceitamos que nossos pais têm personalidades e hábitos que não podemos mudar.

Pessoas que aprenderam a conviver com esses sentimentos contam que reconheceram a presença deles, tentaram entender o que estava por trás e seguiram em frente. Fugiram, assim, da grande arapuca que é ficar paralisado pelas emoções que rejeitamos. "Se você se pegar respondendo com irritação à sua mãe que te faz a mesma pergunta dez vezes em 15 minutos, admita que está frustrado, peça desculpas a ela e não sofra mais por isso", recomenda Ana Claudia, de Cuiabá, que conviveu com a mãe demente durante cinco anos. A habilidade para lidar com essas emoções é essencial e precisa ser sempre exercitada, porque as situações tendem a se repetir.

As expectativas que geram frustração costumam ser irreais. O leitor pode fazer um exercício. Considere por um momento o que pensa que deveria estar fazendo por seus pais e não está. É uma expectativa razoável? Você realmente tem condições de assumir essas tarefas? Elas iriam ajudar seu pai (ou sua mãe) significativamente?

Tente olhar a situação de um ângulo diferente. Foque no que você está fazendo. Pense em absolutamente tudo que você oferece a seu familiar idoso. Tenha consciência do que você está dando. Agora, sim, dá para fazer ajustes: decidir-se por fazer algo que não vinha fazendo, reorganizar-se para passar mais tempo com ele.

A culpa pode surgir de outro tipo de situação. É quando cônjuge, filhos, genros e noras ou netos têm que tomar decisões difíceis. Submete-se o idoso a uma cirurgia que é necessária, mas que representa um grande risco de morte? Insiste-se em manter o idoso altamente dependente na casa dele ou procura-se uma clínica geriátrica? O ideal é que esse tipo de situação seja abordado com o próprio idoso antes que o problema apareça para se saber o que ele pensa. Bom seria se as famílias conversassem sobre esses temas, porque mesmo pessoas jovens podem ter que enfrentar situações assim. Se sabemos o que nosso idoso pensa sobre esses assuntos, vamos nos sentir um pouco mais amparados para tomar uma decisão.

Em vez de desejar que a pessoa ou a situação que o estão perturbando mude (em outras palavras, esperar por milagres), pense no que você pode fazer para mudar a situação. Se você se ressente por estar fazendo muito por seus pais e deixando de viver sua própria vida, então recue. Faça menos. Se está ressentido com seu marido ou com sua mulher que não coopera ou não lhe apoia da forma como você gostaria, tente entender a perspectiva dele e, então, fale sobre o que você pode fazer para remediar qualquer conflito. O que está por trás dessa postura não é ser bonzinho com seu parceiro, mas evitar que o que está acontecendo na vida da família hoje se transforme numa crise com reflexos que continuarão após a morte de seus pais.

As situações repetitivas e a teimosia dos idosos fazem o cuidador perder a paciência e, às vezes, ter explosões de raiva. Num dia especialmente estressante, a paulistana Beatriz explodiu com a mãe: "Odeio você." Ela havia parado de advogar para cuidar da mãe, que andava fraca e com dificuldades para se cuidar. Mal soltou o desabafo, Beatriz se arrependeu. Poucas semanas depois, ela e o pai conseguiram finalmente um diagnóstico mais preciso: a mãe tem Alzheimer. A perda de memória foi se agravando, mas a mãe de Beatriz nunca se esqueceu do dia em que a filha lhe disse que a odiava. De tempos em tempos, relembra o episódio e aquela lembrança – em meio ao mar de esquecimento em que ela vive hoje – é como um prego que rasga a carne de Beatriz.

"Será que fui eu quem desencadeou a doença nela?", pergunta a moça às colegas do grupo de apoio que está frequentando.

Todas são categóricas: a hipótese é absurda, a mãe certamente já estava doente quando aconteceu o fatídico "Odeio você". Mas nada convence Beatriz, que continua a repetir, como se não ouvisse as colegas, como se falasse em voz alta a pergunta que provavelmente faz a si mesma o tempo todo: "Fui eu que desencadeei a doença?"

É mais difícil lidar com a raiva porque ela nos enerva e deixa cegos. A raiva pode nos levar a atos duros e a dizer coisas que lamentaremos mais tarde, como aconteceu com Beatriz. Os profissionais que ouvi enquanto preparava este livro sugerem que, quando tiver raiva, o cuidador deve tentar não reagir de imediato e, quando estiver mais calmo, avaliar a razão da raiva. Considerando como é difícil controlar-se nessas horas, eu acrescentaria: quando perceber que está perdendo o controle, saia de perto do idoso, mesmo que isso signifique deixar o seu familiar falando sozinho e ir para a cozinha fazer um café. É melhor para você evitar a explosão de raiva, mas não é bom ignorá-la, ou ela irá implodir você. Pergunte a si mesmo o que o deixou tão chateado. O que evitaria que o sentimento voltasse? Dá para mudar a situação que o deixa tão alterado? Se não dá, como você pode reagir de forma diferente de modo que não fique tão raivoso da próxima vez?

Os pensamentos que assustam

Muitas pessoas que cuidam de um familiar idoso e doente têm, a certa altura da experiência, o desejo de que ele morra. Pode ser um pensamento tão passageiro, quase uma sensação, que desaparece tão depressa que nem se tem certeza de que ele realmente existiu. Ou pode ser um pensamento que se repete. Sempre é muito perturbador. Acredito que o desejo da morte de uma pessoa tão importante para nós, como o pai, a mãe ou o cônjuge, deve ser um dos mais assustadores que podemos experimentar. Pior no caso dos cuidadores totalmente envolvidos com um idoso, que tendem a ser severos consigo próprios e a achar que estão querendo se livrar de um problema. Mas o aparecimento desse desejo é normal. Se observarmos o que está por trás dele, provavelmente só vamos encontrar compaixão. Ver sofrer uma pessoa que amamos é muito doloroso. Constatamos que não podemos fazer nada para aliviar a dor de nosso pai (ou de nossa mãe), continuamos querendo que ele não sofra e aí, naturalmente, surge o pensamento de que seria melhor para ele que sua vida acabasse. É uma sequência lógica de raciocínio e, mesmo assim, o ponto em que chegamos ("Seria melhor que ele morresse") é assustador.

O problema está em outra situação. É quando você deseja que seu pai morra porque ele se tornou um peso para você. Ou porque os cuidados com ele estão acabando com o dinheiro da família. Ou, ainda, porque está cansado de se preocupar com ele. Em outras palavras, deseja a morte não para o bem dele, mas porque seria melhor assim para você próprio. Aí o desejo da morte indica uma situação de desequilíbrio, de desajuste entre você e a situação em que está envolvido. Nesse caso, é hora de reajustar a estrutura de cuidados que está girando em torno de seu pai. Ou reajustar suas expectativas em busca de uma acomodação mais saudável.

As alegrias

Quando comecei a fazer entrevistas para este livro, o que eu conhecia da situação dos familiares-cuidadores era o sofrimento solitário de todos eles. A boa surpresa foi que, em muitos dos depoimentos que tomei, o cuidador falou tanto das dificuldades quanto de várias alegrias que encontrou naquela situação que estava vivendo. A maioria dos cuidadores ressaltou as gratificações que tiveram, e pareciam ser sinceros. Pode-se argumentar que, se uma pessoa se coloca numa posição dessas (de cuidador), é porque já tem dentro de si a capacidade para o sacrifício e a busca pelo bem do próximo. Ou seja, a gratificação dependeria mais da personalidade do cuidador do que da situação à sua volta.

Mas não dá para ignorar o bom humor e o amor que existem na vida desses cuidadores. Como a filha que, depois de me contar em tom de desespero as dificuldades que enfrenta para cuidar sozinha da mãe em estágio avançado de Alzheimer, mostrou-se tranquila ao relatar a felicidade que sente ao deitar-se ao lado da mãe e dar-lhe carinho ou ler em voz alta para ela. Ou o filho que se diverte quando lembra que o pai um dia planejou ir viver numa casa de repouso levando-o junto. Tem ainda a moça do interior de Minas que revela enorme amor pelos pais totalmente dependentes, a quem alimenta e dá banho.

Cuidar de um idoso dependente ou doente é uma experiência carregada de frustrações. Alguém já disse que é como cuidar de um bebê; só que o bebê aprende e fica mais forte a cada dia e o idoso fica mais fraco e perde habilidades. Mas há oportunidades para bom humor e amor – é preciso decidir-se a valorizá-las. Trata-se de nossos pais, afinal, e não importa quanto eles possam nos perturbar algumas vezes, ninguém mais irá nos amar da mesma forma que eles nos amam nem desempenhar um papel tão marcante nas nossas vidas. Ajudá-los é uma oportunidade de dizer coisas que talvez não tenhamos lhes dito ainda. Os que fecharam o ciclo dizem que ficaram felizes por terem tido a oportunidade de expressar esse amor.

Comecei falando dos cuidadores que entrevistei que conseguem tirar alguma satisfação dessa situação tão pesada. Eles revelam a verdadeira dimensão que o cuidado tem na vida das pessoas. Os cuidadores que não se encaixam nesse grupo, aqueles que não mencionaram espontaneamente alguma gratificação, tinham um ponto em comum: estavam com depressão ou tiveram depressão durante boa parte do tempo em que cuidaram do idoso. A depressão mergulha o dia a dia numa melancolia espessa e não sobra brecha para o bom humor e para a alegria. Infelizmente, os cuidadores formam um grupo de risco para a depressão. Se não identificarem seus limites e os respeitarem, atravessarão a linha vermelha. Do lado de lá, não há como enxergar gratificação.

Agressões contra idosos

Esse é um daqueles segredos que as famílias levam para o túmulo. Descontrolado, o cuidador troca de papel e se torna um agressor. No Brasil, em 70% dos casos registrados em delegacias e serviços de saúde, a agressão contra o idoso partiu de um membro da família, principalmente um filho homem.* A estatística esconde as circunstâncias em que as agressões acontecem. No Japão, onde a cultura nacional inclui a reverência aos mais velhos, a agressão física e verbal de filhos contra os pais tomou proporções tão grandes que se tornou assunto de saúde pública.**

A vergonha e o segredo que cercam o assunto falseiam as estatísticas. O idoso que apanha ou é agredido verbalmente dentro de casa não busca ajuda por causa da vergonha, porque tem medo de seus agressores (de quem geralmente depende de alguma forma) ou porque não quer causar problemas sérios para a família. Muitas vezes, prefere conviver com os rompantes violentos de seu parente do que se arriscar a ser levado para uma casa de repouso.

É um tipo de violência fácil de esconder. Mulheres não conseguem disfarçar um olho roxo no local de trabalho e crianças acabam revelando hematomas na escola, mas um idoso ou idosa que pouco sai de casa pode conviver com ferimentos

---

*Patricia Luiza Costa e Paulo Guilherme Santos Chaves, "Violência afetiva e violência contra idosos", texto disponível no site do Ministério da Justiça: www.mj.gov.br/senasp/biblioteca/artigos/violen_idoso.html. (*N. da A.*)

**"Efforts Under Way to Stem Abuse of Elderly". Versão on-line do jornal *Japan Today*. 23/1/2005. (*N. da A.*)

de qualquer gravidade por meses sem que ninguém os note. Com frequência, as autoridades tomam conhecimento do que está acontecendo quando vizinhos decidem chamar a polícia porque suspeitam que o idoso está apanhando ou que está abandonado.

Em muitos casos, o agressor é um parente violento ou alcoólatra. Em outros, é o próprio cuidador, aquele que está dedicando sua vida a ajudar o idoso e que, esgotado emocionalmente ou irritado, perde o controle sobre si mesmo.

Profissionais da gerontologia dizem que este é um dos comportamentos de risco para os cuidadores (os outros dois são a depressão e a autonegligência). A saída é a conscientização. Eles precisam saber que, se não se pouparem, podem ter explosões violentas. Quando sentir que a paciência "está por um fio", o cuidador precisa se afastar do idoso e só voltar quando estiver mais calmo. É hora de pedir ajuda aos familiares ou amigos, ao médico, à assistente social do centro de saúde, a um religioso.

Um padre de Goiânia, que me pediu anonimato, viveu uma história curiosa. Numa tarde de sábado, após celebrar a missa, foi procurado por um homem que, de forma um pouco atrapalhada, contou-lhe que havia entrado na igreja por não ter para onde ir. Ele disse que vivia com o pai, que era "teimoso e implicante" e reclamava o tempo todo, por mais que o filho tentasse ajudá-lo.

O rapaz vinha notando que estava a ponto de bater no pai e, naquela tarde, tinha gritado com ele. Foi por isso que saiu de casa, assustado. O sacerdote acalmou-o, sugeriu que não levasse a sério o que o pai falava e, se necessário, que saísse de casa novamente quando a raiva aparecesse. De vez em quando, o rapaz aparecia na igreja, não para assistir à missa, mas para conversar. Um dia o padre foi visitar pai e filho.

"Foi um choque para mim. Fiquei menos de uma hora na casa deles e saí me perguntando como o rapaz estava aguentando. O velhinho reclamou da saúde, da comida e se negou a tomar os medicamentos que o filho levou para ele. Na saída, cochichei ao rapaz: 'Venha me ver mais vezes.' Foi a ajuda que consegui imaginar naquele momento."

Ou seja, o sacerdote deu os conselhos certos, mas, quando viu de perto a realidade que o rapaz enfrentava no dia a dia, notou que só autocontrole não bastaria. Ele precisava se afastar do pai de tempos em tempos.

Depoimento de Maria Tereza Castro, 64 anos, dona de casa, Londrina (PR). 9/3/2005

Minha vida não iria esperar que eu cuidasse o tempo necessário da minha mãe para depois ser retomada do ponto interrompido. Não, o tempo iria passar por mim, meu marido e meus filhos do mesmo jeito que estava fugindo da mamãe.

Cuidei de minha mãe durante 24 anos. Nos últimos oito anos ela viveu comigo. Antes, enquanto ela e meu pai conseguiam manter uma casa, eu ia toda tarde vê-los. Também fui assumindo algumas tarefas, como acompanhá-los nas idas aos médicos e às compras. Meu pai entrou em um processo de degeneração muito forte: além da limitação física, desenvolveu uma demência que o tornou agressivo. Minha mãe nunca teve uma doença grave, mas sofreu quedas em que quebrou as pernas e um braço e passou a sofrer de depressão. A situação chegou a tal ponto que tive que decidir o que fazer com eles. Não tinha condições de cuidar dos dois, especialmente por causa da agressividade de papai.

De comum acordo com meus irmãos, internei papai numa clínica e trouxe mamãe para viver comigo. Ela chegou cheia de traumas por causa das quedas e do estado de meu pai.

Naquele momento, eu já tinha claro que a vida estava passando para nós duas ao mesmo tempo. Minha vida não iria esperar que eu cuidasse o tempo necessário da minha mãe para depois ser retomada do ponto interrompido. Não, o tempo passaria por mim, meu marido e meus filhos do mesmo jeito que estava fugindo da mamãe. Mantive esse pensamento enquanto me virava para cuidar dela.

O idoso não quer dar. Ele quer receber, quer atenção o tempo todo. Ele nos suga. Se não mantivermos o controle, viramos escravos deles, e eles acabam por nos fazer mal, mesmo sem ter a intenção. Nunca me senti no papel de mãe de meus pais.

Minha mãe veio com uma enfermeira que cuidava dela. A essa altura, ela precisava de ajuda para o banho e para comer. Mas a minha casa era pequena para tanta gente, e meu marido estava se ressentindo das mudanças. Optei por ficar só com uma empregada de minha confiança, que dividia comigo o trabalho.

A vida de todos nós mudou. Mamãe era sempre a prioridade. "Não faz barulho que a vovó está dormindo", era o que mais se ouvia em casa. No começo, meu marido reclamava muito, e eu chorava por isso. Depois, ele se acostumou e passou a me dar apoio. Meus quatro filhos perceberam o esforço que eu fazia e tentavam me ajudar. Acho que eles me admiram por terem visto o que fiz por minha mãe.

Precisei impor limites àquela situação e disse isso francamente a ela. Eu dizia: "Mamãezinha, você precisa me ajudar para eu poder cuidar de você." Precisei manter atividades fora de casa para aguentar. Ia à ginástica, trabalhava como voluntária na igreja, fazia aula de pintura. Ia à missa e chorava muito na igreja.

Eu ia todos os dias na clínica ver meu pai, e ele não me reconhecia. Foi internado no hospital várias vezes e precisei contratar alguém para passar a noite com ele porque eu tinha que ficar com mamãe.

Em casa, minha mãe me chamava o tempo todo. Eu não podia assistir a um filme porque ela me interrompia a cada 15 minutos com um pedido. Se descobria que eu ia sair, se queixava de dores. A depressão a tornou apática e queixosa. Parecia que não sentia dores, mas quando queria atenção dizia: "Estou com uma dor..." Ela não sorria nunca, por isso, quando esboçava um sorrisinho, a gente fazia uma festa.

Ela não era assim antes da velhice. Foi uma mãe maravilhosa, dedicada aos filhos e aos netos. Isso nos ajudou a aguentar esse período triste do final da vida dela. Por isso, eu sabia que ninguém podia cuidar dela melhor do que eu.

Eu a colocava na cadeira de rodas e a obrigava a sair de casa para ver a rua. Ela se punha a observar a vizinha da casa da frente, acompanhando suas saídas e aparições nas portas e janelas. Eu brinquei com a vizinha: "Neusa, você é a artista principal da vida de mamãe."

Também a forçava a ouvir rádio. Eu ligava para a rádio e pedia que falassem o nome dela. Quando ela ouvia "Maria Placídia" vindo do rádio, se animava: "Falaram meu nome!"

Eu não pedia mais ajuda para meus irmãos porque esperava que eles se tocassem. Sentia raiva por não ter colaboração suficiente do irmão que mora aqui. Percebi que ou eu ficava com raiva dele a vida inteira ou aceitava que as coisas eram daquele jeito mesmo. Não quis que mamãe fosse motivo de desavença entre nós.

Não tinha coragem de colocar mamãe numa casa de idosos porque ela era lúcida. Eu não reclamava porque a assumi como responsabilidade minha. Passei por fases muito difíceis. Chorava muito de cansaço físico e mental. Ela percebia o meu esforço e às vezes dizia: "Me desculpa, minha filha." Eu sabia que um dia ia acabar. Não adiantava deixar a tarefa pela metade.

Minha mãe morreu em dezembro de 2004, aos 88 anos, de pneumonia. Meu pai havia morrido três anos antes. Olho para trás e vejo que fiz o que pude. Sei que não podia fazer melhor porque fui até o meu limite. Não acho que perdi nada. Tive o conforto de ver que eles estavam sempre bem cuidados. Meu pai beijou minha mão na véspera de morrer – acho que foi uma forma de me agradecer. Minha mãe me chamou até o último momento, na UTI.

Hoje, outras pessoas que estão cuidando dos pais vêm buscar apoio em mim e eu digo: "Se você não tiver uma vida paralela, vai ficar amargurado e infeliz. Não dá para saber quanto tempo essa situação vai durar, por isso, cuide-se."

6
Quem cuida precisa se cuidar

Você ouvia vagamente as vozes, mas não tinha suficiente concentração e lucidez para saber o que diziam.

Mario Vargas Llosa, em *O paraíso na outra esquina*

Cuidar de pais idosos é uma experiência que nos obriga a encontrar o equilíbrio entre dois extremos: de um lado está a ligação profunda que nos mantém próximos de nossos pais; do outro lado está a necessidade natural e saudável de nos separarmos deles. Essa separação começa a acontecer na adolescência e se completa na maturidade. Mas, quando um filho é obrigado a aproximar-se muito de seu pai ou de sua mãe para cuidar deles, o equilíbrio pode se perder. Tomado pela responsabilidade e pelo amor, o filho faz o caminho de volta e retoma a ligação umbilical com seu progenitor – a diferença é que, agora, quem cuida é o filho, e o pai (ou mãe) é que depende dele para sobreviver. O equilíbrio se perdeu.

É inevitável? É difícil evitar, mas o equilíbrio entre vínculo e separação precisa ser recuperado sob pena de o filho, transformado em cuidador, ultrapassar seus limites e fazer mal a si mesmo.

De profissionais da área de saúde e de familiares que estão há muito envolvidos com cuidados de idosos, ouvi as mesmas sugestões para os cuidadores. Elas estão reunidas aqui em forma de dicas. Ao lê-las, tenha em mente que tomar decisões em interesse próprio não é mostra de egoísmo. Em geral, fazer isso é a coisa mais importante que você pode fazer para todas as pessoas com as quais está envolvido.

Defina limites

Pergunte para qualquer profissional que trabalha com idosos e seus familiares e ele lhe responderá: é fundamental que o cuidador respeite seus limites.

Você pode seguir dois caminhos para definir seus limites. Em primeiro lugar, veja o que pretende fazer por aquela pessoa de quem você cuida. "Cuidar" ou "ajudar" não é uma boa resposta. Seja preciso, para checar se está alimentando expectativas exageradas. Você não quer que sua mãe sofra? Impossível. Se ela é idosa (o que significa conviver com muitas perdas) ou tem problemas de saúde terá que enfrentar algum nível de sofrimento (o que não significa ser infeliz). Por outro lado, se você estiver determinado a evitar todo o sofrimento para ela, acabará por exigir demais de si próprio. Por exemplo: a filha que não quer contrariar a mãe cede e dispensa a cuidadora profissional ou até a empregada doméstica cuja presença incomoda a idosa. Com isso, a filha se obriga a assumir mais tarefas sozinha.

Outro exemplo de expectativa irrealista: algumas pessoas querem ajudar seus idosos queridos a levar uma vida menos tediosa. Para isso, procuram cursos rápidos para a mãe ou tentam convencer o pai a adotar um hobby. Os resultados tendem a ser pequenos. Estão em jogo hábitos e preferências desenvolvidos ao longo da vida do idoso e seus medos em relação aos lugares públicos. O idoso talvez se sinta melhor dentro de casa. Por sua vez, o filho se sentirá melhor se tentar tirar o pai de casa, mas tem que saber a hora de parar de insistir e não se frustrar com resultados modestos.

Ouvi uma cuidadora profissional contar que se entristecia porque a senhora para quem trabalhava passou para um estágio mais avançado da doença de Alzheimer. "Me sinto mal por não ter ajudado a frear o desenvolvimento da doença!" Se nem os médicos conseguem frear o avanço do Alzheimer, um cuidador vai conseguir? Claro que não. O mesmo vale para outras doenças e para a velhice em si. Quem compreende o que é inevitável sofre menos.

Outra forma de pôr limites para seu trabalho como cuidador é definir o que precisa ser preservado em sua vida pessoal. Podem ser as oito horas de sono diário, a atividade física regular ou o encontro semanal com os amigos. Ou as três coisas. Veja exemplos nos depoimentos. Maria Tereza, de Londrina, manteve a ginástica, as aulas de pintura e o trabalho voluntário durante os oito anos em que cuidou da mãe. Milza, de Jacareí, manteve o costume de ir a bailes. Esses hábitos ajudam a recuperar a energia que o cuidador vai usar diariamente para zelar por seu idoso. Se você ficar deprimido, mal-humorado ou doente, como poderá cuidar desse idoso que é tão importante para você? Alguns cuidadores se culpam quando dedicam algumas horas a seus passatempos e hobbies, mas são os passatempos e hobbies que acalmam e renovam as energias.

Determine o que você pode fazer e toque uma tarefa de cada vez.

Evite se comparar; não dê ouvidos a críticas

Se familiares criticarem você, faça o possível para ignorar. O Dr. Frattini, do Hospital Regional do Guará, sugere aos cuidadores que respondam às críticas pedindo ajuda. "Ah, você acha que eu deveria levar minha mãe para passear de cadeira de rodas mais vezes? Que tal você fazer isso umas duas vezes por semana para me ajudar?"

Não se compare a outros cuidadores.

Peça ajuda

É tão difícil pedir ajuda que muitos acabam fazendo tudo sozinhos. Não queira controlar tudo.

Recrute amigos, irmãos e outros parentes para ajudar. Alguns vão escapar, é verdade, mas você pode ter boas surpresas.

Se você tiver condições financeiras, contrate um cuidador profissional ou uma empregada doméstica para ajudar em algumas tarefas.

Cuidado! Se você acha que ninguém cuida dele melhor que você, seja humilde e admita que talvez isso não seja verdade. Informe-se se na sua cidade alguma clínica oferece o chamado centro-dia, em que o idoso passa o dia – ou apenas a tarde – na clínica e vai para casa à noite.

Entregue algumas tarefas para outros membros da família. Se você é o principal cuidador, peça a outra pessoa que se encarregue de comprar os remédios, acompanhar seu pai ao barbeiro e ao dentista ou mesmo levá-lo à igreja aos domingos. Seu irmão pode achar mais fácil ter tarefas definidas e agendadas e você terá um pouco de tempo para si mesmo.

Tire folgas

Arranje alguns dias só para você. Se não tiver um irmão que possa acompanhar seus pais por uma semana ou mais, procure um cuidador temporário e peça para um vizinho ou parente visitar seu idoso para saber se está tudo bem com ele. Um rapaz relatou em um encontro de cuidadores que não viajava nas férias porque não conseguiria se desligar de sua mãe, que tem Parkinson. A mãe dele pode viver mais dez anos (ou ainda mais que isso), e ele não terá conseguido se desligar dela por 24 horas sequer! É injusto e cruel com ele próprio.

Não se desligue de seus amigos

Eles dão um suporte emocional impossível de avaliar. Quando se está cuidando de pais idosos, especialmente quando se mora com eles, a primeira coisa que é prejudicada é nossa vida social. Convites são recusados e amizades são deixadas em segundo plano, porque você não tem tempo ou energia suficiente para dedicar a essas pessoas.

Mas é agora que os amigos são mais importantes para você. Eles podem ser o ouvinte de que você tanto precisa, fazer você rir, distrair você e lembrar que você não está sozinho.

Procure grupos de apoio

No Brasil, há duas redes de apoio atuando em todo o país: a que reúne familiares de portadores de Parkinson e a dos familiares de doentes de Alzheimer. Se seu pai ou mãe sofre de alguma dessas doenças, participe das reuniões, mesmo que seja esporadicamente. Quando o familiar está na fase inicial da doença, familiares tendem a rejeitar as experiências dos outros pensando: "Meu caso é diferente. Minha mãe não está tão mal." Mas, em geral, eles se sentem reconfortados e até mais tranquilos ao ver que outras pessoas partilham os mesmos problemas. Conhecer a experiência de outros doentes e de seus familiares ajuda muito a compreender e aceitar a doença, o que faz uma diferença enorme no bem-estar emocional da família.

Preocupação a distância não resolve nada

Se você mora longe dos seus pais, a preocupação pode lhe fazer muito mal. Não adianta ter crises de angústia tentando imaginar como eles estão e se lamentando por não poder estar lá. Seja prático: dedique um tempo semanal para pensar nas necessidades deles, no que você tem feito para ajudar e no que pode começar a fazer. Esse tempo pode ser, por exemplo, depois de realizar aquele interurbano semanal para seu pai.

Divirta-se

Familiares de pessoas muito doentes contam que se sentem culpados quando se divertem. No momento em que estão se divertindo, vem à lembrança a imagem do pai ou da mãe acamado, e o cuidador se sente um traidor. Lembre-se de que sua tristeza ou sua alegria não vai mudar em nada o estado de saúde do idoso, mas vai influenciar na sua disposição para continuar cuidando dele. A vida segue um fluxo natural: seu pai também teve seu tempo de pessoa saudável e você poderá ter no futuro a experiência de ficar seriamente doente. Privar-se de alguns momentos de alegria não ajudará ninguém.

Quando uma pessoa que nós amamos e por quem temos um grande respeito está doente, achamos que temos que ser sérios e solenes para demonstrar respeito por ela. Será? Cara fechada e ar de preocupação são uma forma esquisita de demonstrar amor. Use as outras tantas que você conhece – dar carinho, ouvir, estar com ela nos momentos difíceis. E procure razões para rir. Nossos pais sofrem ao nos ver sofrer. Alguns se sentem muito mal quando desconfiam que estão tornando nossas vidas mais duras. É claro que eles gostarão de nos ver sorrindo, rindo e (por que não?) gargalhando. Dizem os médicos que rir fortalece o sistema imunológico.

Informe-se sobre as doenças de seu idoso e reconheça as perdas

São dois passos importantes para as pessoas que convivem com um idoso: entender as doenças que afetam o velho e reconhecer as perdas que essa doença causou. Se não conhecer os efeitos da doença, o familiar mantém expectativas perigosas em relação ao comportamento do doente. Profissionais de saúde notam que o que mais incomoda os filhos de portadores de demências são as mudanças na personalidade. Imagine se o filho não entender que sua mãe anda rabugenta por causa da doença e exigir dela um comportamento mais razoável? Ou se a filha cobrar do pai que se mantenha ativo, ignorando que a artrite lhe causa dores e desconforto para andar? Tenha em mente que sua tarefa não é controlar a vida de seu pai, sua mãe ou seus avós, mas ajudá-los a manter o controle sobre ela.

Durma

Se sua mãe (ou seu pai) vive em sua casa, as dificuldades dela para dormir tendem a afetar você. Ela pode manter a família acordada porque anda pela casa ou solicita ajuda. Entre os depoimentos de filhos-cuidadores que estão neste livro, alguns relatam esse problema: Milza conta que o pai pedia comida durante a noite, Fábio lembra que seu pai batia com a bengala na parede para acordá-lo (mais tarde Fábio contratou uma enfermeira para acompanhar o pai no período noturno) e Maria Tereza teve que insistir muito com a mãe para que ela usasse fralda e, desse modo, deixasse de pedir ajuda de noite para ir ao banheiro.

Noites mal dormidas são, por duas razões, um grande problema para cuidadores de pessoas doentes. A primeira é que, ao amanhecer, uma série de tarefas espera o cuidador e não poderão ser adiadas para que ele tire uma soneca. A segunda é que não haverá apenas uma noite mal dormida, mas uma série delas, formando um padrão que deve se manter por muitos anos. Essa falta de repouso drena a energia do cuidador e torna-o irritadiço. Portanto, algumas medidas têm que ser tomadas para preservar o sono de quem cuida do idoso.

A medida mais simples é certificar-se de que sua mãe (ou seu pai) tem, ao alcance da mão, aquilo de que pode precisar durante a noite, como água ou lenços. É importante manter o caminho até o banheiro iluminado. Se sua mãe precisar de ajuda para ir ao banheiro, proponha o uso de fraldas durante a noite. Não imagine que será fácil convencê-la. Talvez você tenha que insistir muito, como fez Maria Tereza.

Não é por capricho que os idosos acordam à noite, mas porque o sono deles é realmente muito leve (na Terceira Idade passamos menos tempo no estágio mais profundo do sono). Além disso, a noite provoca desconforto emocional em muitos idosos, que ficam mais agitados a partir do crepúsculo. Alguns geriatras receitam medicamentos para induzir o sono, com bons resultados. Mas como esses problemas são normais em idosos, outros tantos médicos os aceitam como inevitáveis e não utilizam a ajuda de remédios específicos. Relate as dificuldades noturnas de sua mãe ao médico e pergunte-lhe se ela pode usar algum medicamento para dormir melhor. Se isso não for recomendável, avalie a possibilidade de contratar alguém para cuidar dela durante a noite.

Simplifique

Planeje as atividades que fazem parte dos cuidados com o idoso eliminando tudo que pode ser cortado. Um bom exemplo, que sempre surge em encontros de cuidadores, é o banho. Portadores de algumas demências esquecem-se do banho; alguns velhos saudáveis também escapam do chuveiro. No caso do idoso dependente, o banho é um ritual que exige a participação e a força física do cuidador. Avalie se esse idoso precisa de banhos diários. Às vezes bastam banhos em dias alternados. Lembre-se: não é hora de ser perfeccionista.

Depoimento de Audrey de Souza Reis, 51 anos, professora, Brasília (DF). 12/4/2005

Diante dos sinais de demência da minha mãe, me questiono se tenho condições de cuidar dela. Vou enfrentar a relação com o vazio, com alguém que não responde. Vejo diante de mim uma solidão muito grande.

Meu pai não teve coragem de me contar que estava com Aids. Pediu que eu fosse conversar com o médico dele, e foi o médico quem me deu o diagnóstico. Ele já estava bem doente. O diagnóstico demorou porque papai não desconfiou da doença, se automedicou e continuou trabalhando. Cuidei dele nos últimos oito meses de sua vida. Em 1998, aos 69 anos, ele morreu por causa da Aids.

Quando eu soube da doença, fiquei muito chocada. Então disse a ele: "Não vou julgar o senhor e vou ajudá-lo." Naquele período ele se entregou à doença e teve depressão. Então comecei a levá-lo a um serviço de apoio aos doentes de Aids e ele foi se recuperando.

O estado do meu pai era grave e exigia cuidados constantes. Tirei licença do trabalho e mudei para a casa dele e de minha mãe (os dois eram separados, mas viviam na mesma casa). Meu marido ficou na nossa casa com nossos filhos. Minha vida passou a girar em torno de papai.

Eu cuidava dele em tempo integral, e isso era muito cansativo fisicamente. Quando estava exausta, um dos meus irmãos vinha de Fortaleza para me substituir durante uns 15 dias. Sentia-me apoiada pelos meus irmãos. Meu marido e meus filhos compreenderam que eu precisava cuidar de meu pai. Minhas duas filhas ajudavam levando-o ao hospital. Foi assim até a morte dele.

Quando isso aconteceu, não pude retomar minha vida antiga imediatamente. Entrei em depressão – acho que durante a doença de papai eu não permiti que ela se instalasse, senão teria ficado deprimida antes. Precisei me afastar do meu marido e da minha mãe. Eu e meu marido ficamos um tempo separados.

Durante os oito meses em que cuidei do meu pai doente, me culpava por estar bem enquanto ele sofria tanto. Também repensei a minha vida, refleti sobre meus valores e minhas escolhas. No hospital, via mulheres contaminadas pelos maridos, e isso me entristecia. Acho que esses sentimentos e pensamentos, mais o cansaço físico, é que me empurraram para a depressão.

Eu e meu pai sempre tivemos nossas diferenças, mas eu o admirava. Durante a doença ele fez uma retrospectiva de sua vida, e eu aprendi com ele. Havia uma troca entre nós, era gratificante. Por isso, diante dos sinais de demência da minha mãe, me questiono se tenho condições de cuidar dela. Agora vou enfrentar a relação com o vazio, com alguém que não responde. Vejo diante de mim uma solidão muito grande.

Avisei meus irmãos que desta vez vou precisar de ajuda. Tenho medo de não poder repetir o que fiz pelo meu pai.

7
Divisão de tarefas entre os familiares

Uma vez que aceitei a dimensão do desastre, a duração do Alzheimer (em meu pai) me forçou a um contato mais próximo com minha mãe, que foi inesperadamente bem-vindo. Aprendi, de uma forma que provavelmente não teria acontecido em outras circunstâncias, que posso me apoiar totalmente em meus irmãos e que eles podem se apoiar em mim.

Jonathan Franzen, em *How to Be Alone*

Na maioria das famílias, uma pessoa assume a maior parte dos cuidados com o idoso doente. Não importa se são dois ou sete irmãos: um deles se torna o cuidador e dedica mais horas e energia aos pais idosos que os outros.

Há um termo para designar o "escolhido": cuidador primário – o familiar que providencia a maior parte dos cuidados práticos. Geralmente esse papel é ocupado pelo cônjuge até que o fardo se torne pesado demais ou a saúde dele se deteriore. Na ausência do cônjuge, o papel de cuidador primário tende a recair sobre uma filha ou até uma nora. Os filhos-cuidadores são poucos. Segundo a socióloga Claudine Attias-Donfut, os homens intervêm duas vezes menos do que as mulheres e, geralmente, para realizar tarefas menos focalizadas nas atividades domésticas e cuidados pessoais.*

*Claudine Attias-Donfut, "Sexo e envelhecimento", em Clarice Ehlers Peixoto (org.), *Família e envelhecimento*. Rio de Janeiro: Editora da FGV, 2004, p. 101. (*N. da A.*)

A divisão de tarefas entre os irmãos é uma grande fonte de conflitos. Os problemas começam porque as famílias se comportam como se houvesse um único cuidador. Como se fosse natural que aquela pessoa se encarregasse de cuidar do pai (ou da mãe). O que faz dele um "cuidador natural" é seu estado civil (é solteiro ou separado), seu sexo (é mulher), a proximidade geográfica (os demais filhos vivem em outras cidades), sua ocupação (é dona de casa, aposentado ou tem uma profissão que ocupa menos horas diárias).

Essa filha ou esse filho assume as tarefas estando preparado para elas ou não. Quando percebe que o fardo é muito pesado para ser carregado sozinho e que prejudica sua vida, ela (ou ele) sente que é hora de os irmãos entrarem em cena. É aí que a situação se complica. Alguns cuidadores não conseguem exigir ajuda; chegam a pedir, mas não são específicos. Em resposta, os irmãos fazem o que acham que será útil e que, ao mesmo tempo, se encaixe melhor em suas rotinas – e que não é necessariamente o que o cuidador precisa. Outros pedem com clareza, recebem respostas desestimulantes e percebem que não lhes restam alternativas a não ser continuar fazendo o que acham que é sua obrigação fazer. Em vez de ver sua carga amenizada pela presença dos familiares em torno deles, esses cuidadores experimentam uma tensão extra causada pela expectativa frustrada de cooperação e apoio.

Ajudar um idoso doente ou dependente significa agir em várias frentes: é preciso oferecer suporte emocional, o que exige visitas e telefonemas; fornecer serviços diretos, como ajudar na higiene, alimentar e dar os medicamentos; fazer a mediação com o mundo exterior (compras no supermercado, comprar medicamentos, levar ao médico) e dar apoio financeiro ou ajudar a administrar os recursos próprios do idoso. Quem vive na mesma casa que o idoso acaba assumindo os quatro grupos de tarefas, mas pode ter o auxílio de outros, que assumam algumas delas. Isso ajuda o cuidador a preservar a normalidade da sua vida.

Muitas famílias relatam que o processo flui melhor quando há um encontro, uma pequena reunião em que os familiares avaliam juntos as condições do idoso e decidem o que vão fazer. Todos vão trabalhar com o mesmo nível de informação e as responsabilidades serão assumidas em conjunto. Quanto antes esse tipo de conversa acontecer, melhor. Melhor também que seja frequente. O idoso deve participar, se tiver condições, para falar de suas necessidades e preferências. Se ele não expressá-las com clareza (o que é comum), pelo menos irá mostrar contentamento ou desagrado com os arranjos já feitos. Se for muito dependente ou portador de demência, a conversa sobre os cuidados de que necessita pode deprimi-lo. Nesse caso, é melhor que haja uma discussão prévia, sem a presença dele.

É pena que seja difícil fazer esses encontros acontecerem. Como o assunto é desagradável, as pessoas tendem a fugir dele, conscientemente ou não. Uma médica curitibana que tem pai e mãe dependentes conta que ela e suas duas irmãs se encontram para conversar, mas foi muito custoso marcar o primeiro encontro e tem sido complicado juntar as três. "É a vontade de fugir do problema que torna tão difícil sentar por uns quarenta minutos para conversar", diz ela. E acrescenta, com sinceridade: "Não julgo ninguém por querer fugir porque eu também tenho vontade de sair correndo."

Famílias que já passaram pela experiência dizem que uma medida que facilita a divisão de tarefas é o compartilhamento de informações. Todos os familiares que estão envolvidos com o idoso precisam conhecer o médico (ou os médicos) que o acompanha e os profissionais contratados para ajudá-lo (enfermeira, empregada doméstica, cuidador). Cada um deve ter em casa os telefones desse time de apoio. A lista de medicamentos também precisa ser conhecida por todos, assim como as datas de consultas e de sessões de fisioterapia, dentista ou outro tratamento de saúde. A distribuição dessa informação faz todos perceberem que têm um papel a desempenhar e que podem ter que entrar em campo a qualquer momento. Também evita questionamentos quanto às ações do cuidador, que podem ser mal-interpretadas por quem não está bem-informado sobre a situação do doente.

A divisão de tarefas entre os familiares é a única alternativa em que todos saem ganhando. Quanto mais pessoas estiverem envolvidas, menos tarefas cada uma delas terá que assumir e mais atenção será dada ao idoso. O economista Steven Stern, da Universidade da Virgínia, nos Estados Unidos, usa teorias econômicas para analisar a realidade das famílias que dão assistência a um familiar dependente (ele próprio cuida da esposa, que tem uma deficiência física). Stern entrevistou famílias de idosos dependentes para saber como elas administram o trabalho de cuidar. Sua conclusão:

"As necessidades são complexas, mas as soluções aparecem mais facilmente quando os filhos conversam entre si e compartilham as tarefas. As decisões não acontecem no vácuo. Quando há conversas e ajuda mútua, aquele que precisa se posicionar sobre algo leva em consideração as decisões de seus irmãos."* Ou seja, ainda haverá discordâncias, mas as chances de conflitos são drasticamente reduzidas. O professor Stern também notou que, em muitas famílias, os irmãos querem ajudar, ainda que não estejam dispostos ao mesmo grau de envolvimento do cuidador primário. Mas este não pede ajuda ou não sabe como abrir espaço para a cooperação dos outros na sua rotina e na do idoso. Em meio à confusão quanto ao que fazer, é mais fácil para os demais irmãos acomodar-se em um papel diminuto.

Outra norte-americana, a autora de um popular guia para cuidadores, Claire Berman, sugere que aqueles que sentem que não estão recebendo a cooperação de que necessitam se

---

*Trabalhos de Steven Stern estão publicados no site da Universidade da Virgínia: www.people.virginia.edu/~sns5r/. (*N. da A.*)

perguntem: "De alguma forma eu sou responsável por meus irmãos assumirem um papel menor nos cuidados com meus pais? Eu tenho pedido ajuda ou mantenho meus irmãos a distância?"*

Não é só a partilha de responsabilidades que gera tensão na família. Delicada também é a tomada de decisão em relação aos cuidados com o idoso. Trata-se de uma situação em que adultos estão lidando com situações novas, com uma realidade que muda rapidamente, e com sentimentos dolorosos. Parece que o mais difícil é sentar para conversar (às vezes mais difícil que a conversa em si!). Nos casos em que há um cuidador assumindo integralmente os cuidados com o idoso, é comum que os irmãos lhe deem uma espécie de procuração oral para que tome as decisões sozinho ("Faça o que achar melhor e eu te apoio"). O problema é que decidir gera angústia no cuidador, angústia que seria amenizada se os familiares estivessem trocando ideias e assumindo a responsabilidade com ele.

Há uma variante piorada dessa situação. É quando os familiares que não estão cuidando do idoso dependente aparecem esporadicamente para opinar e criticar o cuidador principal. A situação é bem comum, a julgar pelos relatos de cônjuges, filhos e profissionais. É raro encontrar uma pessoa que tenha levado seu familiar idoso para viver em uma casa de repouso que não tenha ouvido críticas de outras pessoas da família. Os críticos têm língua afiada, mas nenhuma disposição para ajudar.

Cada cabeça uma sentença

Quem supõe que todos os membros da família sentem o mesmo diante da velhice ou da doença desenvolve expectativas irrealistas. Isso porque a reação de cada familiar é influenciada

*Claire Berman, *Caring for Yourself While Caring for Your Aging Parents*. 2ª ed. Nova York: Henry Holt Books, 2001, p. 79. (*N. da A.*)

por vários elementos, todos eles muito pessoais. Por exemplo, pela percepção do que está acontecendo (alguns reconhecerão a situação como grave, outros se convencerão de que não é nada de sério). Para alguns, a dificuldade que o pai ou a mãe está enfrentando toca em medos desconhecidos (por exemplo, medo de demências ou de ficar sem dinheiro); nesse caso, o filho pode automaticamente se manter a distância. Há ainda o histórico do relacionamento com os pais ao longo da vida, que terá reflexos fortes nessa hora.

Quando uma família se defronta com a fragilidade de um de seus membros, alguns têm necessidade de entrar em ação e ajudar, enquanto outros têm o impulso de se afastar. A aceitação do que está acontecendo com o idoso varia de filho para filho: aqueles que rejeitam a realidade vão demorar mais para agir. A psicóloga Clara Nakagawa explica assim a situação:

"No momento do diagnóstico, você e sua família lançam mão de mecanismos de defesa para suportar, como negação, racionalização e resistências. O diagnóstico significa a perda da saúde e requer elaboração do luto."*

Essa elaboração demora um tempo diferente para cada pessoa. Quem está diretamente envolvido não tem tempo para pensar no que está acontecendo porque já está mergulhado nas tarefas que foi assumindo. Quando os filhos e o cônjuge admitem que a situação é irreversível e permanente eles podem se esforçar para lidar objetivamente com a realidade. Antes não.

A doença ou dependência dos pais é uma daquelas situações em que o envolvimento emocional com o doente faz adoecer emocionalmente os familiares. Todos sofrem e

---

*Clara Nakagawa, "Assistência ao cuidador", em Vera Pedrosa Caovilla e Paulo Renato Canineu (orgs.), *Você não está sozinho*. São Paulo: ABRAz, 2002, p. 141. (*N. da A.*)

alguns ficam imobilizados pelo medo de mais sofrimento. É o temor do que está por vir (mais dependência, mais sofrimento físico, a morte). Há, ainda, os filhos, que não têm força ou vontade suficiente para abrir janelas na sua rotina para tarefas desgastantes.

A situação favorece o reaquecimento de antigas rivalidades e desentendimentos entre irmãos. Sob pressão, pode-se não notar a interferência de mágoas antigas, que não têm nada a ver com a situação atual. Outro problema comum é a discordância quanto à forma de cuidar do idoso, que também consome energia.

A dependência dos idosos expõe o que há de melhor e o que há de pior em uma família. A experiência compartilhada aproxima os filhos, que usam uns aos outros como fonte de apoio emocional e, após a morte dos pais, permanecem amigos. É dessa experiência que fala o escritor Jonathan Franzen na frase que usei para abrir este capítulo. Na situação oposta, em que um filho é deixado sozinho com o idoso dependente, aquele que assumiu o papel de cuidador fica magoado com os irmãos ausentes e se afasta emocionalmente deles. Entre os cuidadores que entrevistei não encontrei nenhum que tenha realizado totalmente o cenário negativo. Alfredo, de Florianópolis, afirma que rompeu com o irmão mais novo, que se negou a ajudar financeiramente o pai e criticou o que estava sendo feito por ele. Mas Alfredo mantém contato com os outros dois irmãos, que também não colaboraram. Alguns relataram vários momentos de raiva e até algumas brigas, seguidos da compreensão de que estava fora de alcance mudar um irmão e por isso tinham que escolher entre se conformar ou ter raiva para o resto da vida. Acabaram optando por se conformar. Aqueles que compartilharam as dúvidas e tristezas com os irmãos (ainda que o nível de envolvimento prático variasse) dizem ter fortalecido os laços de amizade.

Aos irmãos do cuidador

Se outro membro da família está responsável pela maior carga de trabalho com seus pais, faça o que puder para participar e ajudá-lo. Essa pessoa está se sacrificando para carregar um fardo que também é seu. Se você está distante, pense em usar parte do seu periodo de férias para "render" o cuidador, que poderá descansar também. Tenha cuidado ao comentar as decisões que ele vem tomando. Se você não estiver muito bem-informado sobre as circunstâncias em que ele e seus pais estão vivendo, poderá ser injusto e cruel nos comentários.

Se mora perto, ofereça ajuda por algumas horas semanais. Pessoas que estão cuidando diariamente do pai ou da mãe doente contam como é importante quando um parente o substitui, mesmo que por meio dia. É aí que elas podem cuidar de sua própria vida.

Fique de olho no cuidador para descobrir do que ele está precisando. A maioria deles pede menos ajuda do que necessita. As razões não variam muito. Ou o cuidador assumiu a tal ponto a tarefa de zelar pelos seus pais que acredita que toda tarefa é, antes de tudo, uma obrigação dele, ou espera que seus irmãos percebam que precisam ajudar. ("É bem óbvio para qualquer um que queira ver", me disse uma filha.) Em vários casos, o cuidador deixa que seus irmãos decidam o que fazer. Como cuidar de um idoso é uma situação que só se consegue compreender estando envolvido nela, o irmão ou irmã que está de fora não sabe por onde começar e, não raro, se deixa ficar na imobilidade.

Depoimento de Fábio Bei, 51 anos, arquiteto, Santos (SP). 19/3/2005

Meu pai queria me levar para morar com ele na casa de repouso! Queria levar a mim e ao cachorro.

Sou o caçula de quatro irmãos (um deles já falecido), com uma grande diferença de idade entre nós. Adulto, saí da casa dos meus pais e voltei anos mais tarde, quando minha mãe já precisava de cuidados. Sempre senti que tinha uma responsabilidade com meus pais. Quando eu tinha 20, minha mãe tinha 60. Então eu comecei, já naquela época, a cuidar deles de uma forma ou de outra. Mas cuidar mesmo foi quando ela ficou doente. Ao longo da década de 1990 a minha vida girou em torno disso. Hoje eu digo que aquela foi a década que eu não gostaria de ter vivido e que, ao mesmo tempo, me trouxe muito crescimento.

Primeiro, minha mãe teve que colocar um marca-passo e passou a precisar de um pouco de cuidado. Aí, com quase 80 anos, ela teve um AVC e ficou com sequelas, inclusive deixou de falar. Passei a atendê-la e a segurar as pontas do meu pai, que era muito dependente dela. Ele tinha um gênio mais difícil e se sentia muito sozinho. No começo eu contava com uma empregada. Depois precisamos de uma enfermeira. Mais tarde foi necessário trazer mais uma enfermeira para ficar com ela à noite.

Nessa época morávamos em São Paulo. Minha irmã mora no Rio, meu irmão vive em São Paulo. Eu contava muito com minha irmã. Nós combinávamos tudo, e eu providenciava os cuidados práticos.

Durante três anos minha mãe teve altos e baixos e passou por vários internamentos. Foi muito triste. Felizmente ela foi acompanhada por um cardiologista que foi muito amigo. No final, ela estava muito fraca e eu perguntei: "O que eu faço?" Ele me disse que era possível interná-la, mas que ela sofreria e que não havia muito a fazer. Recomendou que eu avaliasse a possibilidade de deixá-la em casa. Achei que era o melhor a fazer. Ela foi apagando como uma vela e morreu em casa, aos 81 anos.

No ano seguinte meu pai foi diagnosticado com cirrose e conviveu com a doença por dois anos, até falecer. Eu deixei de me ocupar de um e passei a me ocupar do outro. Aí é que a situação ficou pesada, porque meu pai, que já era difícil, ficou pior ainda.

Na época eu tinha uma loja de plantas e dava aulas à noite. Chegava do trabalho e ia tomar conta deles. De sexta-feira à noite a segunda-feira de manhã não tinha ninguém para ficar com eles. Só eu. De vez em quando eu saía, quando tinha alguém para ficar em casa, como um amigo do meu pai, mas era muito difícil. No começo senti muita pena de mim mesmo. Comecei a me perguntar como tinha ido parar naquela vida. Cobrava mais ajuda dos irmãos. Aí me diziam: "Cada um tem sua vida." A minha cobrança acabava servindo apenas como desabafo.

Minha irmã ficava apavorada porque morava no Rio de Janeiro e tinha dificuldade para ajudar, mas fazia o que podia. Quando eu tinha um trabalho fora de São Paulo, ela vinha ficar com eles.

Meu pai me deu trabalho. Ele me ligava no trabalho e dizia: "Onde você está? Você me abandonou!" Nunca pensamos em colocá-lo em uma casa de repouso. Mas ele, numa de suas crises de mau humor, inventou que queria ir. Dizia que lá seria mais bem-tratado e teria mais pessoas com quem conversar. Convocou um amigo e foi visitar várias casas. Um dia, depois de uma das visitas, veio me contar que havia visto uma casa de repouso ótima, onde ele podia ter um apartamento com dois quartos, e me explicou o plano: "Num quarto fico eu e no outro fica você." Ele queria me levar para morar com ele na casa de repouso! Queria levar a mim e ao cachorro. Claro que não fomos, e continuamos a nos virar em casa.

Ele era carente e eu tentava lhe dar um pouco de distração. Fazíamos natação às 6 horas da manhã. Lá ele conversava com todo mundo. No fim de semana eu o levava para visitar um amigo ou a irmã ou íamos a um restaurante.

Durante a noite, meu pai me chamava batendo a bengala na parede. Aquilo me deixava muito irritado e até hoje às vezes penso que estou escutando as batidas quando ouço algum barulho no apartamento de cima. Numa certa época decidimos contratar uma pessoa para passar a noite em casa e ajudá-lo a trocar o fraldão, a tomar banho ou tomar água, por exemplo.

Houve três momentos importantes, decisivos para mim. Foi no enterro da minha mãe que me dei conta de que estava sozinho. Na hora em que o caixão saiu do velório para o cemitério eu fui junto. Quando começamos a nos mover olhei para um lado, olhei para o outro, e não havia ninguém comigo. Eu vi todo mundo lá atrás, as pessoas se apoiando mutuamente. Eu disse para mim mesmo "Estou sozinho, e agora? Para onde vou?" Foi um momento extremamente forte.

Um segundo momento foi quando meu pai morreu. Ele tinha crises e era internado na unidade de terapia semi-intensiva. Eu estava desapontado com o médico, que fazia exigências na hora dos internamentos que nos custavam uma fortuna. Um dia meu pai teve uma crise e eu falei com o médico para saber que medicamento dar. Ele me disse para internar meu pai. Eu pensei em tudo que meu pai sofria quando era internado e decidi deixá-lo em casa. O médico contestou e me disse que eu seria o responsável pelo que acontecesse. Insisti: "Sou o responsável e não vou interná-lo." Depois avisei meu irmão e minha irmã sobre minha decisão e eles me apoiaram. Cuidei dele em casa e ele começou a melhorar. Depois teve nova recaída. Senti que era o momento de deixar meu pai seguir o destino dele. Conversei com alguns parentes médicos e todos me disseram que ele estava muito fraco e que os tratamentos o faziam sofrer. Mesmo assim eu me sentia culpado, me perguntava se não devia estar movendo mundos e fundos para ele ter mais formas de tratamento. Minha cabeça vivia bombardeada por dúvidas: levo ou não levo, faço ou não faço, estou fazendo errado ou estou fazendo certo? Procurei outro médico, que examinou o caso do meu pai e disse que não havia o que fazer, que meu pai não iria responder mais a tratamentos. Mas por muito tempo fiquei inseguro sobre os esforços que fiz. Meu pai estava sofrendo muito. No fim, ele morreu em casa comigo. Depois do enterro voltei para a nossa casa sozinho. Era eu e os cachorros. E agora? Antes eu estava tão ocupado e agora parecia que estava com a vida vazia. Isso me obrigou a replanejá-la.

Essas dúvidas só melhoraram bem depois da morte dele, quando fiz uma viagem à Itália e visitei Lucca, a cidade onde meu pai passou a infância. Ele falava muito de uma imagem do lugar, chamada de Volto Santo. No meu primeiro dia em Lucca saí para passear e na primeira igreja que vi decidi entrar. Lá dentro dei de cara com a imagem do Volto Santo.* Naquele momento senti que era meu pai que havia me levado até lá e que nós dois estávamos nos desculpando por qualquer coisa que tivéssemos feito um para o outro. Chorei como um louco! Eu falei para ele da culpa que eu sentia por pensar que poderia tê-lo ajudado mais. Senti naquele momento que eu não tinha que pensar em ter feito mais porque o processo era aquele mesmo, era natural. Pensei nas vezes em que meu pai dizia que eu não cuidava bem dele. Eu não levava aquilo a sério porque ele andava muito carente e sofrendo com a doença. Mas acho que ele mesmo se sentiu mal por me culpar de tantas coisas e naquele momento essas culpas se apagaram.

---

*Crucifixo guardado na igreja de São Martinho, em Lucca, famoso por reproduzir o rosto de Cristo conforme ele teria aparecido no véu que Verônica usou para enxugar Seu rosto no dia de Sua morte. (*N. da A.*)

Acho que tive o momento de viver para eles. No fim da vida de meu pai, tive que faltar ao trabalho algumas vezes, mas eu achava que naquela fase era normal que isso acontecesse. Sentia-me bem de fazer aquilo. Faria de novo, e até muito mais, porque eu ganhei muito. Aprendi a lidar com as perdas, a lidar com a doença. Repensei o que é importante na minha vida. A gente percebe que as pessoas que não são verdadeiramente amigas se afastam nessas horas. Eu não ficava reclamando, mas não tinha assunto para conversar com as pessoas porque meu dia a dia era aquilo! Como eu ia falar de cinema, de livros, se eu não tinha tempo para essas coisas?

Acredito que tirei de letra tudo isso. O que importa é que eu fiz a minha parte. Outro poderia ter feito melhor, mas eu fiz tudo da melhor maneira que pude. Às vezes, as pessoas falam assim: "Poxa, você cuidou do seu pai e da sua mãe!" Eu respondo: "É tão normal um filho cuidar do pai e da mãe."

8
Cuidados práticos: hospital e apoio ao cônjuge; apoio emocional; a casa segura; informação; quando começam os cuidados; relação de poder

Ah! Pobre infeliz. Eu me aflijo por ti!
Não temas por minha vida; trata de salvar a tua.

Sófocles, em *Antígona*

Velhice não é sinônimo de doença e incapacitação; muitas pessoas atingem uma idade avançada precisando apenas de pequenas ajudas e da manutenção de suas relações afetivas para viver bem. Por outro lado, cuidar de um idoso doente é uma tarefa muito difícil. Isso se deve a duas características desse trabalho: (1) em geral, os familiares nunca enfrentaram aquele tipo de situação antes; (2) a pessoa que precisa de auxílio é um adulto. Ou seja, além de procurar soluções práticas para problemas que até então desconhecia, o cuidador não pode impor suas ações para não ferir a dignidade do idoso.

De que tipo de cuidados estamos falando? Segundo dados do IBGE, cerca de 40% das pessoas com 65 anos ou mais de idade precisam de algum tipo de ajuda para realizar pelo menos uma tarefa do tipo fazer compras, cuidar das finanças, preparar refeições ou limpar a casa. Cerca de 10% desse grupo requer auxílio para realizar tarefas básicas, como tomar banho, vestir-se, ir ao banheiro, alimentar-se e até sentar e levantar de cadeiras e da cama.

Os familiares das pessoas que estão no primeiro grupo – os 40% que precisam de pequenas ajudas – não são cuidadores. Os familiares do segundo grupo são: eles assumem tarefas que exigem conhecimentos específicos e esforço físico (por exemplo, ajudar um adulto a se levantar da cadeira sem destruir a coluna do cuidador) e que são desgastantes emocionalmente.

Os filhos de idosos saudáveis ajudam a compensar as limitações que a idade traz, como o andar mais lento (que pode dificultar as locomoções), a perda de acuidade visual e de reflexos (que torna recomendável que se abandone a direção), a perda de apetite e a insônia. O desafio é distinguir entre o envelhecimento natural e os sintomas de doenças que pedem tratamento. Perdas de memória são um bom exemplo. Elas podem acontecer em pessoas saudáveis (mesmo em jovens submetidos a estresse intenso), mas também são um dos sintomas de Alzheimer. Muitas pessoas convivem durante anos com os pais que apresentam falhas de memória e mudanças de comportamento, atribuem esses problemas à senilidade e por isso não procuram ajuda médica.

Outra mudança difícil de mensurar é a habilidade dos pais para ser autossuficientes. Em muitos casos a família só percebe que o pai (ou a mãe) não consegue mais dar conta de sua manutenção quando algum problema de saúde o coloca numa cama de hospital. Com frequência, esse problema é uma queda ou a perda evidente de peso.

Como as famílias são diferentes, não há soluções-padrão que possam ser transferidas para quem se junta ao clube dos cuidadores. Cada família – e dentro dela, cada familiar – vai aprendendo conforme os problemas se apresentam. O que ajuda a encurtar o caminho de aprendizagem é o contato com outras pessoas que vivem situações semelhantes e com profissionais dispostos a ajudar, como enfermeiras, assistentes sociais e geriatras.

Este capítulo trata de algumas áreas da vida do idoso nas quais o filho-cuidador tem que intervir. Como o foco desse livro são os familiares-cuidadores, não me aprofundo nos problemas do idoso. A intenção é alertar para as situações que eles vão enfrentar e compartilhar a experiência de outros cuidadores.

Quando começam os cuidados

No Japão, onde a expectativa de vida é de 84 anos, as autoridades de saúde estabeleceram um parâmetro: considera-se que até os 75 anos as pessoas não precisam de nenhum tipo de ajuda e podem viver sós. Calculam também que por volta de 2030 a "vida saudável" no Japão será estendida até os 80 anos.

Assim como a própria expectativa de vida, esse tipo de cálculo feito pelos japoneses não pode ser levado ao pé da letra porque se baseia numa média. Não vivemos na média: a maioria dos brasileiros vive bem menos ou muito mais que os 68 anos, que é a expectativa de vida para quem nasce no Brasil. De qualquer forma, a observação da realidade confirma que as pessoas que atingem idades avançadas (ultrapassando os 70 anos) vão precisar de algum tipo de ajuda nos seus últimos anos. O geriatra carioca Renato Veras fala num "falso" ganho de vida gerado pela medicina que "tem produzido ferramentas que prolongam a doença e aumentam a proporção de pessoas que possuem incapacidades e doenças crônicas". Veras cita um estudo canadense que demonstrou que 80% do tempo ganho em expectativa de vida consistem em aumento de incapacidade.*

*Renato Veras, "A era dos idosos: desafios contemporâneos", em Assuero Luiz Saldanha e Celia Pereira Caldas (orgs.), *Saúde do idoso: a arte de cuidar*. 2.ª ed. Rio de Janeiro: Interciência, 2004, p. 9. (*N. da A.*)

Um idoso saudável dispensa cuidados e pode viver só até chegar a uma idade muito avançada, quando corre o risco de sofrer acidentes domésticos ou enfrentar uma emergência (como um AVC) dentro de casa sem ter ninguém por perto para dar assistência. É o caso de Ingrid (veja o depoimento), ela mesma uma ex-cuidadora, que se mudou para uma casa de repouso depois de sofrer uma queda no apartamento onde vivia só. As quedas, aliás, são o grande fantasma que ronda a independência na Terceira Idade. Geralmente é um tombo que põe fim à autonomia do velho que vive sozinho.

A observação do idoso no seu dia a dia vai ajudar os filhos a avaliarem se ele precisa de algum apoio. Se algum comportamento ou queixa gerar dúvida sobre a necessidade de intervenção dos familiares é melhor procurar um geriatra e pedir a opinião dele. Os geriatras têm mais condições de detectar problemas num corpo idoso que outros especialistas. Os geriatras gaúchos Newton Luiz Terra e Evelise de Oliveira Silveira alertam que queixas numerosas e malcaracterizadas são comuns e a aparente falta de significado pode ser totalmente falsa.*

Psicólogos e assistentes sociais que trabalham nos serviços especializados de hospitais e centros de saúde também aprendem muito na convivência diária com idosos e seus familiares e têm a sensibilidade para perceber aspectos que as pessoas muito próximas às vezes têm dificuldade para avaliar.

O que os idosos mais temem é depender da ajuda de outras pessoas. Portanto, para colaborar com eles é preciso avaliar se estão realmente correndo algum risco ou se ainda são competentes para tomar decisões e conduzir a rotina, ainda que de uma forma que desagrade os filhos. Se estão lúcidos, têm o direito de fazer coisas que pareçam bobas aos olhos dos familiares.

---

*Newton Luiz Terra e Evelise de Oliveira Silveira, "Anorexia no idoso", em *Entendendo as queixas do idoso*. Porto Alegre: Edipucrs, 2003, p. 17. (*N. da A.*)

Mesmo no caso de pessoas totalmente lúcidas, percebe-se que quando elas chegam a uma idade mais avançada os filhos são tomados pelos sentimentos de responsabilidade e obrigação, geralmente criando tensões entre as duas gerações. A paulistana Fanilze diz, em seu depoimento: "Estava tomando decisões pelo meu pai e pela minha mãe, que ainda são capazes de tomá-las sozinhos. Estava pajeando-os mesmo quando não precisavam de mim. Por exemplo: eu os acompanhava quando iam à feira e descobri que eles estavam querendo ir sozinhos."

Se seus pais têm tomado decisões que você considera bobas – por exemplo, insistem em morar numa grande casa sozinhos ou não aceitam ter uma empregada –, tente entender o que aquela postura significa para eles. Explique-lhe suas razões e, se necessário, peça para outras pessoas tentarem persuadi-los. Se, mesmo assim, estiverem irredutíveis, você terá que conviver com a decisão deles e buscar formas de amenizar os problemas que acredita que estão surgindo. Coloque-se no lugar deles: imagine-se com os problemas de saúde que eles têm, tente pensar como é perder amigos e parentes (que vão morrendo) e ter poucas atividades. Fazendo esse exercício você será mais compassivo – ficará mais fácil para você e para eles.

Se você suspeitar de que algo está errado com seu familiar idoso, sugira uma consulta ao médico. Se ele insistir em que não há nada de errado, deixe claro que se ele estiver com algum desses problemas não tem que enfrentá-lo sozinho e que há tratamento para ele. Quando se tratar de um problema grave ou que afete outras pessoas (uma depressão, artrite ou incontinência que vai além do controle dos cuidadores), consulte o médico você mesmo. Talvez nesse momento seu pai ou sua mãe não esteja se importando com o que está acontecendo, mas você está. Muitos idosos acreditam que seus sintomas são consequência natural do envelhecimento e não têm tratamento e só por isso resistem à ideia de consultar um médico.

Para ajudá-lo a fazer uma avaliação, listo a seguir os sinais que, segundo geriatras, indicam que uma pessoa idosa precisa de ajuda em algum nível:

- Dificuldade para se concentrar ou se comunicar.
- Confusão mental, esquecimento.
- Isolamento, falta de vontade de encontrar amigos.
- Mudanças na personalidade.
- Contas sem pagar, casa descuidada.
- Remédios vencidos guardados em armários.
- Hostilidade e resistência a sugestões.
- Raramente há comida fresca na casa.
- O idoso não cozinha nem toca as tarefas diárias, como arrumar a cama e lavar a roupa.

Relação de poder

Mudanças complexas e sutis acontecem na relação de pais e filhos quando os dois se tornam mais velhos, inclusive uma transferência de poder. Se, durante alguns anos, o pai e a mãe foram o apoio do filho, agora é o filho ou filha adulto que assume um papel mais ativo e, às vezes, mais responsabilidades, pelo bem-estar dos pais que envelhecem.

Filhos e filhas se veem mudando do pedir para o mandar em conversas com os pais. Passam a avaliar, decidir e aplicar suas decisões sobre a vida dos pais ao mesmo tempo em que se perguntam se estão fazendo a coisa certa. É comum ouvir pessoas dizerem que se tornaram "pais dos pais". É compreensível que se sintam assim: algumas delas estão dando papinha para o pai ou banho na mãe. Também os levam ao médico, dão os remédios e checam se precisam de roupas novas (exatamente como os pais fazem com os filhos). Mas não importa o quanto os nossos pais estejam fracos e dependentes, eles ainda são nossos pais. Nunca nossos filhos.

Não é papel do filho adulto tomar decisões por seus pais idosos, mas sim tomar a decisão junto com eles, se for necessário. Às vezes os filhos esquecem disso, deixam de perguntar o que pensam os idosos ou são impacientes demais para ouvir a resposta toda (que pode sair muito lentamente, no ritmo que é próprio da idade muito avançada). Mas aquele senhor e aquela senhora são donos de uma longa história que não pode ser ignorada sob o risco de se ferir a dignidade e o amor-próprio dos idosos. A médica carioca Mônica de Assis diz que a perda de espaço do idoso na tomada de decisões de aspectos centrais de sua vida pode ocasionar comportamentos agressivos, de autoafirmação e intolerância, ou, por outro lado, de excessiva dependência.*

Quando o filho ou filha assume a responsabilidade sobre alguns aspectos da vida de seus pais, não está trocando de papel. Ele, ou ela, está sendo desafiado a alcançar um novo nível de maturidade filial, que envolve a aceitação de um dia ter sido dependente dos pais e hoje ser capaz de lidar com a dependência deles. É uma evolução, uma nova fase. A relação ainda é baseada na troca. Adultos não se sentem bem quando percebem que estão assumindo o controle sobre a vida da mãe ou do pai. Todos se sentem desconfortáveis.

Suporte emocional

O idoso saudável dispensa cuidados, mas não atenção. A Terceira Idade é um período marcado por perdas e limitações. Em decorrência delas, vêm a solidão e a inatividade, que afetam a saúde física. Os idosos veem sua vida social limitada pela morte dos amigos e pela falta de tempo dos familiares –

---

*Mônica de Assis, "Aspectos sociais do envelhecimento", em Assuero Luiz Saldanha e Celia Pereira Caldas (orgs.), *Saúde do idoso: a arte de cuidar*, op. cit., p. 16. (*N. da A.*)

há casos de pessoas que preferiram viver em casas de repouso para ter com quem conversar. Muitos passam as últimas décadas de vida como viúvos. O que resta é a família, que é ainda mais importante por ser a obra do idoso que permanece mais presente – enquanto a aposentadoria o afasta das realizações profissionais, os filhos o lembram do trabalho que fez como pai ou mãe.

No caso desses homens e mulheres com boa saúde, não há exagero em dizer que mostrar interesse em estar com eles é o maior apoio que se pode lhes dar. Parece muito simples, mas em muitas famílias estabelece-se uma rotina descuidada de conversas rápidas e visitas burocráticas que não chegam a ajudar os pais idosos.

Diz o psicólogo Jaime Lisandro Pacheco: "É preciso conversar, principalmente ouvir, ainda que as histórias sejam repetitivas. Quando conversar, é importante dar tempo para ele escutar, aprender a adaptar-se, pensar no que foi dito, e tomar uma decisão quando for preciso."*

A próxima vez que sua mãe viajar várias décadas no tempo e contar histórias que você já ouviu antes, em vez de balançar a cabeça em resignação ou desespero, encoraje-a a falar mais. Ela está fazendo algo que tem efeito curativo. As reminiscências permitem que reveja sua vida, repense assuntos importantes e os organize.** Mais importante: as lembranças levam o idoso temporariamente a um tempo em que era jovem, forte, mais confiante e mais capaz. A experiência pode ser muito boa para

---

*Jaime Lisandro Pacheco, "O cuidador, sua instância e sua experiência", em Assuero Luiz Saldanha e Celia Pereira Caldas (orgs.), em *Saúde do idoso: a arte de cuidar*, op. cit., p. 52. (*N. da A.*)

**A geriatra Elza Maria de Souza defende o poder terapêutico das reminiscências. Para saber mais, leia o artigo "As lembranças como patrimônio social", publicado no número 46 da revista *Humanidades*, da Editora da UnB (outubro de 1999). (*N. da A.*)

você também. Explorar esses detalhes da vida de seus pais ajuda você a compreendê-los (também pode ser sua última chance de aprender sobre a herança cultural que carrega). Estimule-os fazendo perguntas, não apenas sobre a vida pessoal, mas também sobre fatos históricos que testemunharam. Quando seus pais falarem, deixe-os passear pelas lembranças. Não os corrija nem os force a permanecer numa ordem cronológica.

Quanto às questões práticas, convém perguntar sempre o que se pode fazer para facilitar-lhes a vida. Além de perguntar, observar como vive esse idoso em busca de ajuda de que ele pode estar necessitando, mas que está escondendo. ("Eu não quero dar trabalho" é um pensamento que vive na cabeça deles.)

No caso de idosos doentes, as visitas são ainda mais significativas, mesmo que eles se mostrem amuados ou pouco dispostos a conversar. A presença da família indica ao doente que ele está sendo aceito no seu estado atual. Isso é importante porque os problemas graves de saúde provocam uma espécie de crise de identidade. O doente tem dificuldade para se reconhecer em meio às limitações que a doença lhe impõe. Seu corpo não é mais o mesmo, e isso limita sua vida e a expressão de sua personalidade. Perceber que os familiares continuam por perto funciona como uma garantia para o doente de que ele ainda é o mesmo.

Se seu pai (ou sua mãe) não recorda que você o visitou ou parece não saber quem você é enquanto você está com ele, tenha em mente que suas visitas são importantes mesmo assim por algumas razões. Em primeiro lugar, o carinho continua sendo importante para ele. Além do mais, esse contato permite que você se certifique de que ele está sendo tratado adequadamente. Se seu familiar está vivendo numa casa de repouso ou clínica, sua presença mostra à equipe que a família está interessada nas condições dele e na qualidade do tratamento que está sendo dispensado.

Informação

Quando os pais chegam à fase da vida em que os filhos acham necessário intervir para ajudá-los, esses filhos logo descobrem um mundo de informações no qual precisam mergulhar. Estão envolvidos aí temas como a melhor forma de conhecer uma limitação física específica (surdez, dores crônicas, falta de apetite etc.); encontrar o médico mais adequado; localizar cuidadores competentes; ajudar os pais a administrar suas finanças; administrar burocracias; fazer adaptações em um imóvel ou, se for o caso, fiscalizar o atendimento oferecido na casa de repouso.

Quanto mais os familiares compreenderem o processo de envelhecimento e as doenças do idoso a quem auxiliam, mais eficiente será a ajuda e menos doloroso o processo para eles próprios.

A informação coloca os cuidadores no comando da situação. A falta dela os enfraquece. Eles deparam com os problemas e não veem saída. Alguns aprendem sozinhos e acumulam muita informação, que, quando podem, compartilham com os outros. Mas o custo de aprender sozinho é muito grande para o próprio cuidador. Por isso, é melhor ir atrás de informações. Em países onde o número de pessoas que passa dos 80 anos é grande, como Estados Unidos e Canadá, a oferta de literatura voltada aos cuidadores é rica e variada. No Brasil, são os núcleos de pesquisa das universidades e os grupos de apoio que fazem o papel de divulgadores de experiências.

Algumas dessas informações devem ser buscadas dentro de casa. É recomendável informar-se sobre a saúde do idoso e sobre o atendimento médico que ele tem tido. Tente acompanhar a situação financeira dos seus pais e descubra onde eles guardam documentos importantes. Filhos zelosos, que não querem se intrometer na vida dos pais, acabam tomando decisões apressadas nas horas de crise, porque haviam se mantido distantes desses assuntos.

Compartilhar informação é dividir responsabilidades. Por isso as informações devem ser compartilhadas entre os membros da família. Se você é esposo ou esposa, mantenha seus filhos ou os irmãos de seu cônjuge informados sobre a saúde dele (ou dela) e sobre aspectos práticos que julgar importante (como a existência de um plano de saúde). Se é filho, converse com seus irmãos. A longo prazo, faz muita diferença se todos conhecem bem a realidade dos idosos.

Outro tipo de informação que deve ser reunida e compartilhada são os contatos com as pessoas que dão algum tipo de assistência ao seu parente idoso. Refiro-me aos telefones e endereços dos médicos, empregados domésticos, advogados e vizinhos. Faça uma lista para você e deixe outra com outro familiar.

No Brasil, as estruturas de apoio aos idosos e aos cuidadores são limitadas. O pior é que, ao se tornar cuidador, o familiar não é apresentado aos serviços de apoio existentes. Um estudo qualitativo sobre os cuidadores que vivem no município de São Paulo mostra que, quando o idoso recebe alta do hospital, os familiares "raramente recebem informações claras a respeito da doença, orientação ou apoio para os cuidados e indicação de um serviço para prosseguir o tratamento". A pesquisa é citada pela enfermeira Célia Pereira Caldas, professora da Universidade Estadual do Rio de Janeiro (UERJ) no livro *Saúde do idoso: a arte de cuidar.*

A rede de informação e orientação disponível para os familiares-cuidadores é formada pelos grupos de apoio; os centros de saúde especializados na Terceira Idade que existem em alguns municípios; os serviços de geriatria de hospitais; profissionais de saúde; igrejas e algumas iniciativas de organizações sem fins lucrativos.*

---

*Associação Brasileira de Alzheimer: www.abraz.org.br; Associação Brasil Parkinson: www.parkinson.org.br; Pastoral da Saúde: telefone da sede nacional (12) 3948-1586; Pastoral da Pessoa Idosa: telefone da sede nacional (41) 3076-6529. (*N. da A.*)

No hospital

A medicina é repleta de escolhas difíceis em que se busca o "menos pior". Isso é mais verdadeiro que nunca quando se trata da hospitalização do portador de uma doença crônica. Em geral, o objetivo da hospitalização, nesses casos, é administrar os sintomas tendo em mente que o problema maior não pode ser eliminado. Durante a internação o trabalho médico será paliativo: busca-se não a cura, mas o controle da doença ou, pelo menos, de seus sintomas.

É importante que o cuidador compreenda esse quadro e empenhe-se em entender os riscos e os benefícios dos tratamentos sugeridos pelos médicos.

Quando se trata de pacientes idosos, muitas vezes o cuidador faz o papel de porta-voz, expressando a vontade do pai, da mãe ou do cônjuge no que diz respeito ao tratamento tanto de curto quanto de longo prazo. Isso é especialmente importante hoje em dia, quando a medicina conta com muitos recursos para manter vivo mesmo o paciente mais frágil. Quanto tempo de internação o idoso vai aguentar? Que riscos ele concorda em correr? Qual é o sintoma que mais o aflige? Como já conhece bem o paciente, o cuidador tem condições de ajudá-lo, se necessário, a expressar sua vontade e defendê-la.

Os familiares têm um papel importante durante a internação de um idoso: farão a intermediação com os médicos e darão apoio emocional ao paciente. Faz parte desse apoio ter paciência com o mau humor do doente. O idoso preso a uma cama de hospital tende a ficar irritadiço. Quanto menos conformado ele estiver com seu estado de saúde, mais briguento ficará. A irritação, fatalmente, será direcionada contra a pessoa mais próxima, seja o cônjuge ou o filho-cuidador.

Durante uma internação hospitalar e no período subsequente, a família deve lembrar que há mais alguém em quem prestar atenção – o esposo ou a esposa do doente. Para a pessoa mais próxima, é muito desgastante acompanhar esse momento de crise, e a volta a casa não significa repouso, mas sim medo de recaídas e novos cuidados a serem assumidos. Por isso é hora de os familiares se aproximarem do cônjuge para descobrir como ajudá-lo e para mostrar que ele não está sozinho.

Higiene

Os familiares de idosos saudáveis não precisam se preocupar com a higiene, e se quiserem sugerir alguma mudança devem fazê-lo com muita delicadeza e com o espírito desarmado – o idoso tem direito de viver como quer, mesmo que suas escolhas não agradem totalmente à família.

A única preocupação deve ser com a segurança: é no banheiro que acontece a maioria das quedas, tão frequentes na Terceira Idade e que tanto sofrimento causam. O banheiro precisa ser inspecionado em busca de melhorias que o tornem "antiquedas", como barras de segurança nas paredes, tapetes antiderrapantes no boxe ou dentro da banheira, piso livre de tapetinhos que deslizam (aqueles tapetes de borracha vendidos em metro são mais seguros porque não saem do lugar). Algumas pessoas idosas se incomodam com a força da água caindo sobre o corpo. Não é exagero: como eles têm menos massa muscular, "sentem" mais a água batendo no corpo. Para essas pessoas as duchas de mão são mais confortáveis.

A velhice torna a pele mais fina e mais seca. Por isso, menos banhos são até recomendáveis. De preferência, os banhos devem ser curtos e não muito quentes. A pele do idoso precisa de hidratante. A aplicação do creme com uma leve massagem é especialmente recomendável para os idosos acamados, porque estimula a circulação.

Enquanto isso, aqueles que dão apoio ao portador de uma demência logo descobrem que precisam intervir para garantir o asseio corporal. Nesses casos, é preciso induzir o doente a se cuidar. A higiene do idoso se torna um drama para a família.

No caso de pacientes de Alzheimer, o banho parece ser um dos primeiros hábitos a cair no esquecimento. Os familiares estão sempre angustiados sobre como manter a higiene do doente. Se a sua mãe ou o seu pai não lembra mais de tomar banho e tampouco aceita suas sugestões para que tome uma ducha, é o caso de testar várias estratégias e, ao mesmo tempo, conformar-se com dois ou três banhos por semana. Não há uma fórmula com resultados garantidos para fazer o paciente de Alzheimer tomar banho. Uma moça descobriu que sua mãe aceita entrar no chuveiro se as duas forem juntas cantando uma canção infantil ("Oi bota aqui, oi bota aqui o seu pezinho..."). Outra derruba uma xícara de café com leite "por acidente" na mãe que, molhada, aceita tomar banho e trocar de roupa. A cena pode se repetir diariamente porque a senhora sempre esquece o episódio do dia anterior. Essas estratégias bem-sucedidas relatadas por cuidadoras mostram que é preciso criatividade. E sorte...

Se precisar dar banho numa pessoa acamada, peça ao geriatra ou a uma enfermeira que lhe ensine como fazer. Os profissionais, que têm prática e conhecem alguns truquezinhos, conseguem dar esse banho em doentes com rapidez, sem cansarem o doente ou a si próprios. Não tente reinventar a roda. Aprenda com eles.

Casa segura

Para um idoso, casa segura é aquela em que ele tem condições de cuidar de suas tarefas básicas, como se banhar, usar a cozinha e vestir-se, com conforto e sem se machucar. As quedas ocorrem porque há algo errado no ambiente ou no corpo de quem caiu. Mas os riscos podem ser reduzidos: se o corpo muda, a casa deve se adaptar.

A idade avançada traz elementos que tornam as pessoas mais suscetíveis a sofrer quedas, como visão fraca e falta de equilíbrio ou fraqueza nas pernas. Medicamentos às vezes deixam o idoso um pouco tonto ou trêmulo. E há a osteoporose, que torna os ossos tão frágeis que um deles pode quebrar sozinho por não suportar o peso do corpo.

E por que é tão importante prevenir quedas? Porque elas são a principal causa de perda de autonomia entre os idosos. Muitos familiares de idosos saudáveis ou relativamente saudáveis decidem procurar uma clínica de repouso para eles depois de uma queda que expôs a fragilidade de seus corpos e de sua situação.

Se um idoso tem artrite, visão fraca, paralisia parcial resultante de um AVC ou início de demência, não quer dizer que é hora de procurar uma casa de repouso. É possível ajudá-lo a reorganizar sua casa e revisar seus hábitos para viver independentemente em seu próprio imóvel por tanto tempo quanto possível. Pergunte a seu pai sobre os detalhes do seu dia ou passe algumas horas observando como ele lida com as tarefas básicas. Tem problemas para segurar o barbeador, para descer escadas, preparar a comida ou trancar a porta? Tem dificuldades para carregar as compras ou para ir até o vizinho? Uma vez detectadas as limitações cotidianas, procure encontrar soluções junto com seu pai. Há várias formas de tornar o trabalho de cozinhar e de vestir-se mais fácil e o tempo livre mais agradável. Se não souber o que fazer, procure a ajuda de profissionais, como um arquiteto ou um profissional da área de saúde com experiência com a Terceira Idade.

Caso a pessoa idosa resista à ideia de fazer adaptações – como colocar barras de apoio no banheiro, trocar pequenas escadas por rampas ou eliminar os tapetes da casa –, procure alguém em quem ela confie e peça que aborde o assunto. Alguns idosos, por exemplo, ouvem mais o médico do que os filhos.

Depoimento de Fanilze Zampini, assistente social, São Paulo (SP). 24/3/2005

Não vejo esses cuidados como uma obrigação de filha nem como retribuição pelo que investiram em mim. É uma honra estar por perto de duas pessoas tão especiais.

Meu pai e minha mãe têm 85 e 84 anos, respectivamente. Eles vivem sozinhos em uma casa localizada aqui no Pacaembu, mesmo bairro em que moro. São independentes e precisam de ajuda para poucas coisas: ir ao médico, controlar os medicamentos que ambos tomam e receber a aposentadoria no banco. Há dois anos minha mãe fez uma operação cardíaca e meu pai, logo depois, começou a ter desmaios por causa da pressão alta. Nessa época, meu marido estava assumindo um novo trabalho fora de São Paulo. Desisti de acompanhá-lo porque meus pais precisavam de mim.

Naquela época, contratamos uma enfermeira e eu os visitava três vezes por dia. Ia pela manhã, à tarde e à noite. Somos quatro irmãos: um vive fora de São Paulo, uma irmã vive no exterior e um irmão vive aqui mesmo, mas seus compromissos não lhe dão condições de cuidar de nossos pais. Por isso, ele os visita nos fins de semana.

Durante um ano inteiro fiquei muito preocupada e estava ligada neles o tempo todo. Sentia-me culpada por achar que devia fazer mais por eles. Meu marido compreendeu minha situação e decidimos que eu ficaria em São Paulo.

Meu pai é muito lúcido e se sentia culpado por me dar trabalho. Ele e minha mãe não queriam que eu deixasse de acompanhar meu marido por causa deles. Se acontecia algo, se tinham algum problema, não me contavam, para me poupar, e isso só me deixava mais preocupada.

Foi então que me dei conta de que eu estava indo longe demais por causa da minha preocupação com eles. Percebi que estava tomando decisões pelo meu pai, que ainda é capaz de tomá-las sozinho. Estava pajeando-os mesmo quando não precisavam de mim. Por exemplo: eu os acompanhava quando iam à feira, e descobri que eles estavam querendo ir sozinhos.

Baixei minha guarda. Passei a deixá-los mais livres para fazer o que quisessem. Só insisti para que ele não renovasse a carta de motorista. Ele insistiu e continua dirigindo, ainda que pouco.

É difícil meu pai aceitar que tem novas limitações, trazidas pela idade, e eu acho difícil discutir com ele. Quando é preciso ser mais duro, chamo meu irmão, que faz isso com mais facilidade. Uma vez tivemos que insistir para que ele tirasse um tumor na pele. Ele acabou cedendo e descobrimos que era maligno. "Foi bom vocês terem insistido", ele me disse, então.

Continuo visitando-os diariamente, como faço desde que me casei, há mais de vinte anos. Me encarrego de comprar os medicamentos, de marcar as consultas e de levá-los aos consultórios – às vezes eles me surpreendem e vão sozinhos.

Agora minha mãe me avisa quando meu pai tem um desmaio ou quando acontece algum outro problema. Estou mais tranquila, e eles, também. Mesmo assim não consigo me imaginar sem as visitas diárias aos dois, o que me impede de deixar São Paulo. Só me afasto para viajar com meu marido e meu filho para não estragar as férias da família.

Comecei a assumir alguns cuidados com meus pais porque estava próxima. Hoje posso dizer que conviver com eles e ajudá-los não é uma obrigação. É uma troca – não pelo que eles fizeram por mim, mas pelo companheirismo que há entre nós. Ele me espera diariamente com o jornal e depois comentamos as notícias. Me alegra vê-la administrar a casa com perfeição e estar sempre bem cuidada. Nas datas especiais, como o Dia dos

Namorados e aniversários, acompanho cada um deles separadamente na compra do presente para o outro.

O que me entristece é ver os problemas de saúde que os maltratam: ela se queixa de dores, ele ouve mal e, por isso, tenho que falar alto, o que é custoso para mim. Os dois fazem muita confusão com medicamentos. Faço listas com os nomes dos remédios, a dose e a hora em que devem ser tomados e colo na parede para que eles vejam, mas eles decidem parar de tomar um remédio de uma hora para outra porque ele custa caro ou porque tem efeito colateral.

Não vejo esses cuidados como uma obrigação de filha nem como retribuição pelo que investiram em mim. É uma honra, para mim, estar por perto de duas pessoas tão especiais.*

*O pai de Fanilze faleceu em 2012; e a mãe, em 2014. *(N. da A.)*

9
Saúde: o corpo imperfeito; medicamentos; o médico; incontinência; falta de apetite; higiene; sono

Deixe que o tempo passe e já veremos o que traz.

Gabriel García Márquez,
em *O amor nos tempos do cólera*

A pergunta que geralmente a família se coloca quando está lidando com um idoso de saúde frágil é: "Como eu posso controlar a situação?" A resposta é: "Você não pode controlar a situação." A responsabilidade da família é assegurar-se de que a "situação" não controlará todos os seus membros. Para conseguir isso, cada um precisa aprender a lidar com o estresse e com os problemas que surgem. As dúvidas serão muitas e os palpites, também. Quanto aos palpites, reproduzo o comentário preciso do gerontologista norte-americano Len Fabiano:

"Encorajo as famílias a desconfiarem de conselhos, seja conselho de amigos, parentes ou mesmo profissionais. Podem ouvir alguém dizer 'Se fosse minha mãe/meu pai, eu iria...' Só que não é a mãe/o pai dele. As famílias funcionam melhor se fizerem o que é importante para elas. O conselho de outros deve ser visto como uma opção, nada mais que isso."*

---

*Len Fabiano, *Mother, I'm Doing the Best I Can*. Seagrave (Canadá): FCS, 1991, p. 154. (*N. da A.*)

Em relação às dúvidas que surgem no dia a dia, é melhor não esperar por respostas muito precisas quando elas se referem ao comportamento do idoso. Em reuniões de familiares-cuidadores, ouvem-se perguntas bem específicas: "O que faço com minha mãe, que não quer tomar banho?" Ou: "Meu pai não aceita uma faxineira nem uma enfermeira. Como posso colocar alguém lá em casa para me ajudar?" Posta a pergunta, seguem-se vários depoimentos de outros cuidadores e dos profissionais que orientam as reuniões. Mas sempre fica claro que a solução encontrada por uma família dificilmente se aplicará a outra: elas aparecem depois de muitas tentativas e quase que por acidente.

No caso de cuidados com a saúde do paciente, a orientação mais precisa virá dos profissionais de saúde. Sintetizo aqui alguns dos tópicos recorrentes nas queixas e preocupações de familiares-cuidadores para que o leitor saiba que são dificuldades comuns e que podem ser encaminhadas com sucesso.

O corpo imperfeito

Sua preocupação principal neste momento pode ser câncer, demência ou problemas cardíacos. Mas não perca de vista as queixas mais rotineiras do seu pai ou de sua mãe, como incontinência, visão fraca e noites de insônia. O médico vai procurar fazer um diagnóstico e oferecer o melhor tratamento para os males mais graves e, no entanto, pode menosprezar os problemas menores. Eles são responsáveis por boa parte do desconforto que incomoda os idosos, pela dependência que eles têm dos filhos e pelo desânimo que podem estar sentindo. Esses incômodos podem ser piores para seus pais do que uma doença que ameaça a sobrevivência deles.

Imagine, por exemplo, o efeito que a audição fraca tem na vida de alguém. Sem ouvir bem, seu pai tem dificuldade para conversar e, portanto, para conviver com as pessoas que contam mais para ele. A pele que coça porque está muito fina e ressecada atrapalha o sono de sua mãe e um certo tremor do corpo a torna insegura para sair de casa. Os olhos das pessoas mais velhas não enxergam bem na penumbra, são mais facilmente cegados pela luminosidade e não conseguem focar tão rapidamente quanto olhos jovens. Eles também não discriminam facilmente entre cores e contrastes, como a borda de um degrau, e têm dificuldade para seguir objetos em movimento, como um carro numa estrada. Ossos de idosos quebram mais facilmente que os dos jovens e não saram tão rápida nem completamente. Enquanto saram, o repouso forçado exacerba problemas médicos prévios e causa novos, como pneumonia, infecções, escaras e dificuldade circulatória.

Não se deve menosprezar esses desconfortos por saber que eles são comuns na velhice. São comuns, mas nem por isso pode-se desistir de controlá-los. Sua mãe não está sofrendo porque é velha; ela sofre porque está doente. Algumas coisas podem ser feitas em relação a esses sintomas. Alguns deles podem ser prevenidos. Alguns são tratáveis e uns poucos são curáveis. E a vida de uma pessoa que é portadora de uma deficiência pode ser melhor ou pior, dependendo do tratamento e do apoio que ela receber. Ao entender o que seu pai está enfrentando – por que ele não lembra o que você disse (não ouviu direito), ou por que anda tão mal-humorado (sente dor) –, você terá mais paciência e compaixão enquanto tenta ajudá-lo.

Algumas vezes, mesmo problemas sérios não recebem a atenção do médico menos familiarizado com a Terceira Idade. Ou esses problemas nem chegam ao conhecimento do médico porque sua mãe se sente desconfortável para falar sobre eles ou imagina que não sejam tratáveis. Seu pai pode deduzir que juntas doloridas fazem parte da vida de quem tem mais de 60 anos e que não há nada que se possa fazer quanto a isso. Talvez ele não saiba que é possível tratar aquela depressão que o maltrata tanto. Ou, envergonhado, prefira não falar com ninguém sobre a incontinência urinária.

"A observação do idoso procurando detectar alterações tanto no aspecto físico quanto no seu comportamento deve ser uma atitude sistemática em toda pessoa que cuida de idosos", diz o geriatra Roberto Lourenço. "Quanto mais dependente de cuidados de outros, quanto mais a cognição do idoso estiver afetada, tanto mais necessário será que o cuidador tenha aquela atitude ativa procurando alterações indicadoras de problemas passíveis de intervenção, e, portanto, questões que deverão ser levadas ao profissional de saúde diretamente responsável pela prescrição do cuidado, em geral o médico ou a enfermeira."*

Os profissionais de saúde têm muito poder e influência quando se trata da saúde dos idosos. As famílias, provavelmente, estão enfrentando os cuidados com um idoso doente pela primeira vez. Não sabem o que é "certo" ou "errado" naquela situação. Mas a família deve ser sensível ao fato de que o que o profissional está oferecendo é somente uma alternativa possível para a situação. Quando a crise acabar, será a família que terá que conviver com as consequências das medidas tomadas, e não aqueles que deram o conselho.

Se tem algo que a família precisa conquistar é a confiança para defender suas decisões, para se sentir confortável com elas. Para conseguir isso é preciso entender a situação, todas as opções disponíveis e as consequências de cada uma delas. Uma vez que a família conheça suas opções, poderá responder a pergunta mais importante – "Com qual escolha eu quero viver?" Quando essa pergunta é respondida com honestidade, então pode-se ficar tranquilo de ter tomado a decisão certa.

---

*Roberto A. Lourenço, "Avaliação do idoso pelo cuidador", em Assuero Luiz Saldanha e Celia Pereira Caldas (orgs.), *Saúde do idoso: a arte de cuidar*, op. cit., p. 152. (*N. da A.*)

Quanto à pessoa que acompanha o idoso de perto, cabe a ela executar o que é orientado pelo médico ou outro profissional de saúde sem mudar as condutas por conta própria. Deve-se ter cuidado especial com tratamentos alternativos – é necessário checar com o médico se eles não interferirão no tratamento em andamento. Alguns fitoterápicos, por exemplo, são drogas poderosas e podem ser prejudiciais se usadas com outros medicamentos ou em dosagens exageradas.

Se o idoso precisar usar sonda ou tomar injeções com muita frequência, é recomendável a contratação de um profissional de enfermagem.

Deve-se evitar que o excesso de zelo reduza a autonomia do idoso, que fica sem motivação para se manter ativo. Isso acontece, por exemplo, quando o cuidador decide alimentar o idoso que é muito lento para comer ou que espalha a comida em torno de si. Se a dificuldade não deprime o idoso, é melhor que ele continue fazendo as coisas do jeito que pode. Assim se força a fazer movimentos, a manter-se treinado em práticas rotineiras e preserva sua autoestima.

Medicamentos

O corpo de um idoso não é como um corpo jovem, e por isso os cuidados médicos são diferentes. Uma doença que pode ser facilmente tratada quando atinge um jovem pode representar uma ameaça à vida do idoso. A dose prescrita de um remédio pode ter efeitos desagradáveis para nossos pais idosos. Um remédio que o jovem usa tranquilamente pode causar mal-estar, incontinência ou tontura no paciente mais velho. O significado dos sintomas também varia. A apatia em idosos pode não ser sintoma de depressão, mas de um derrame ou problema cardíaco.

Além da fragilidade do corpo, a quantidade de medicamentos e tratamentos que as pessoas mais velhas geralmente utilizam torna complicados os cuidados tidos com eles. Um médico que atende um idoso não pode simplesmente tratar uma perna quebrada. Ele deve ser capaz de perceber que o paciente caiu porque sua visão está muito fraca ou porque a combinação de um medicamento para artrose e outro para o coração está deixando o paciente tonto. Ou, ainda, deve desconfiar que a queda aconteceu porque os ossos do paciente foram tão enfraquecidos pela osteoporose que podem quebrar mesmo sem que ele sofra uma queda.

Por todas essas razões, o geriatra precisa olhar além de um ou dois problemas de saúde e examinar o corpo todo dentro do contexto da vida do paciente – de seu passado e de seu presente. Ele pode ter que perguntar sobre a distribuição dos móveis na casa do idoso, sobre suas atividades físicas, sua alimentação, sua vida familiar e talvez até sobre a situação financeira, porque tudo isso influencia no bem-estar do paciente.

Lembre-se de que na velhice o corpo todo entra num processo de degeneração. Portanto, não será apenas um problema de saúde que seu pai ou sua mãe terá. Serão muitos. Nem todos ao mesmo tempo, alguns de pouca gravidade. Mas o fato é que nem o melhor médico do mundo vai curar nossos pais da velhice.

O médico

É importante que seu pai e sua mãe sejam atendidos por um médico com o qual se sintam à vontade e em quem confiem. Seus pais (ou você) podem encontrar um bom geriatra através de indicações de amigos ou parentes. Ou, ainda, por meio de recomendações de outro especialista – um ginecologista ou um pediatra em quem você confie talvez conheça um bom geriatra. Se não vive na mesma cidade que seu pai, ainda assim peça uma sugestão dos médicos que você conhece. É possível que eles possam ajudar a localizar um profissional competente em outra cidade.

Se o médico escolhido não puder agendar uma consulta para as próximas quatro ou seis semanas, decida-se: isso significa que ele tem boa reputação, mas talvez não tenha a flexibilidade e a disponibilidade de que você e seu pai precisam. Avalie o que conta mais para você neste momento.

Mesmo que o médico do seu pai seja o melhor na especialidade, é importante ouvir uma segunda opinião quando se trata de um assunto importante. É o caso, principalmente, de cirurgias, que costumam ser pesadas para o paciente de idade avançada. Outro médico irá oferecer novas opções de tratamento ou tranquilizará você sobre o caminho sugerido pelo primeiro médico.

Escolhido o médico e feita uma primeira consulta, vocês ainda podem mudar de ideia e optar por trocar de médico. Se seu pai não se sente à vontade com o médico, é provável que a conversa entre eles não vá funcionar bem, o que pode atrapalhar o diagnóstico. Se depois da segunda consulta a relação não melhorar, procure outro médico. Se seu pai tiver problemas com todos os médicos (isso é raro acontecer), talvez você tenha que escolher por ele, sob risco de jamais dar continuidade ao tratamento. Pode ser que seja isso mesmo que seu pai esteja querendo – fugir do tratamento porque não tem vontade de melhorar, ou ele quer chamar a atenção dos familiares.

Um bom médico é apenas parte do grupo de apoio à saúde de nossos pais idosos. O paciente tem um papel importante. Normalmente, seu pai e o médico dele desenvolverão um relacionamento no qual você terá uma pequena – ou mesmo nenhuma – participação. Seu pai ou sua mãe talvez queiram companhia para ir até o consultório ou até a clínica de fisioterapia, mas podem preferir ficar sozinhos durante a consulta. Mas se eles forem se tornando mais doentes ou mais fracos, você precisa desempenhar o papel de procurador ou mesmo de porta-voz.

O mundo médico pode ser intimidador ou confuso para um leigo, mas não se intimide. Não tenha vergonha de perguntar. Não é vergonha nenhuma não saber o que o médico quer dizer com "perdas cognitivas" ou "septicemia". Um minuto de hesitação diante do médico pode obrigá-lo a enfrentar dias e dias na dúvida sobre "o que mesmo que o médico quis dizer?".

Se seu pai ou sua mãe está lidando com o tratamento sozinho, lembre-o das questões para as quais vocês precisam de respostas e peça que anote as respostas do médico.

Não confie na sua memória também. Anote as dúvidas que forem surgindo e não tenha vergonha de tirar as anotações do bolso durante a consulta. Registre os fatos que acha que precisa levar ao médico: alterações de pressão, mudanças de comportamento, queixas do doente. Uma pequena queda, mudanças no peso, no humor ou no sono podem indicar um problema de saúde mais sério e devem ser relatados ao médico. Talvez seu pai não comente o problema com o médico – ele pode nem ter se dado conta da mudança, ou não querer falar sobre isso ou se esquecer de mencionar o assunto durante a consulta, ou seja, leve em conta que, sem sua intervenção, o médico pode não ficar sabendo do que está acontecendo e isso, certamente, atrapalha a precisão do diagnóstico.

Se você tiver dúvidas que não podem esperar até a próxima consulta, telefone. Por exemplo: não ficou bem claro para vocês se o novo medicamento será tomado após o jantar ou na hora de ir para a cama. Pois bem, telefone ao médico e esclareça. Não tente deduzir. Faz parte do trabalho do médico orientar. Se ele não puder atendê-lo, peça à secretária ou assistente que transmita sua dúvida a ele. Ele ligará de volta quando puder.

Faça anotações: cada vez que for conversar com o médico ou outro profissional de saúde que atende seu pai, tenha papel e caneta à mão. Dificilmente alguém se sente totalmente tranquilo e relaxado no consultório. Pior ainda no hospital – e quando estamos tensos é difícil guardarmos detalhes do que nos falam. Se seu pai tiver condições, encoraje-o a fazer as anotações ele próprio, ou peça ao médico que anote as instruções sobre tratamentos/procedimentos terapêuticos e também o diagnóstico. Isso pode ajudar seu pai ou sua mãe, que talvez esqueçam alguns detalhes e fiquem aborrecidos mais tarde ao se dar conta disso.

Faça a lição de casa: se acontecer de o médico não explicar tudo o que você sente que precisa saber (se vocês saírem do consultório do médico com dúvidas) ou se seu pai não está explicando direito o que ele e o médico conversaram, faça um pouco de pesquisa por conta própria. É claro que você não precisa ir atrás de obras científicas sobre osteoporose, por exemplo. Mas pode ser útil conversar com o seu próprio médico ou pesquisar para entender exatamente o que é a doença. Com essa base, fica mais fácil perceber a lógica do tratamento. (Por que a recomendação de tomar tal medicamento? Por que é preciso tomar sol?)

Mas, atenção: certifique-se de que suas fontes de informação são confiáveis. Desconfie de artigos publicados por revistas populares e de conselhos de amigos – aliás, evite ouvir comentários demais; por mais bem-intencionados que sejam, podem ter o negativo efeito de deixar você confuso. Leve o assunto ao médico, sempre tendo em mente que ele conhece o estado da sua mãe – que pode ser parecido, mas certamente não é 100% igual ao da sua tia, que tem a mesma doença. Na busca por informação e orientação, concentre as energias em fontes mais seguras. Pergunte ao médico se há brochuras ou alguma outra literatura sobre o mal que atinge seu pai. Laboratórios farmacêuticos, o Ministério da Saúde e as secretarias de saúde dos estados costumam publicar pequenos cadernos com informação básica sobre algumas doenças. A internet é uma fonte inesgotável de informação médica. Ela tem uma contraindicação que deve ser levada em conta: pode gerar confusão na sua cabeça. Excesso de informação nos deixa confusos e desorientados.

Se sua mãe ou seu pai não têm condições de controlar totalmente o tratamento médico, alguém tem que ser escolhido para ser o porta-voz da família. Essa pessoa vai precisar estar em contato com o médico e repassar as informações para o restante da família. É claro que esse porta-voz deve ser sensível às preocupações da família e estar disposto a levar os questionamentos ao médico.

Seja franco sobre suas dúvidas e preocupações, mas também tente ser paciente e compreensivo. A medicina tem suas limitações. Esteja consciente de que não há um tratamento que garanta a cura; o tratamento, ou cada exame que o médico pede, faz parte de um processo.

Sono

O sono dos idosos é mais leve e eles acordam mais facilmente durante a noite. Depois de deitados, também demoram mais para adormecer. Um idoso pode nem perceber que está acordando; às vezes acorda e adormece em seguida, sem se dar conta, e por isso não entende por que ainda está cansado pela manhã. A necessidade de sono também diminui ao longo da vida. Uma pessoa de 70 anos precisa de seis horas diárias de sono.*

Além da idade, o estresse, as mudanças hormonais, a inatividade e uma dieta deficiente podem prejudicar a qualidade do sono. Doenças e dores certamente atrapalham o sono, e a depressão mantém a pessoa acordada ou acorda-a no meio do sono. As demências alteram os padrões de sono.

Se seu familiar reclama de insônia, certifique-se de que a avaliação que ele faz do próprio sono está correta. Às vezes, os idosos pensam erradamente que deveriam estar dormindo mais. Mesmo que você tenha a impressão de que ele está exage-

---

*Cristian Mercado Rodríguez, "Sono e insônia no idoso", em Assuero Luiz Saldanha e Célia Pereira Caldas (orgs.), op. cit., p. 101. (*N. da A.*)

rando, leve o assunto ao médico. A falta de sono faz muito mal para o corpo e para o estado emocional das pessoas. O médico tentará descobrir o que está por trás da insônia. Aproveite para perguntar se não há a possibilidade de algum medicamento ser a causa do problema.

Por conta própria, você pode tentar algumas medidas, como ajudar o idoso a prender-se a uma rotina: a hora de ir para a cama e de levantar deve ser a mesma diariamente. Isso ajuda a regular o relógio do corpo. Outra sugestão: ele se sentirá melhor passando menos tempo na cama. É aquele tempo que ficamos deitados, no escuro, esperando o sono (ou amanhecer) que nos irrita. Levantando mais cedo ou indo para a cama mais tarde o idoso irá dormir melhor.

Limite o cochilo a não mais que uma hora por dia – dormir demais durante o dia significará dormir menos à noite. Sonecas por volta das 14 horas são as mais revigorantes. Se o idoso cochila no final da tarde ou início da noite prejudicará o sono noturno. Fique de olho: tente descobrir se seu pai anda dormindo em frente à tevê sem se dar conta disso. Exercício físico também é um bom antídoto para a insônia. Uma caminhada ao ar livre durante o dia ajuda quem tem dificuldade para dormir.

Incontinência

A incontinência urinária é um problema comum na Terceira Idade, especialmente entre as mulheres. Chega a atingir 30% dos adultos com mais de 65 anos.* Ela causa danos à qualidade de vida do idoso e do cuidador. Mesmo sendo tão comum e tão penosa, a incontinência é cercada por desinformação. Ela entra naquela categoria de problemas que as pessoas (inclusive

---

*Jorge Antonio Pastro Noronha, "Incontinência urinária no idoso", em *Entendendo as queixas do idoso*, op. cit., p. 29. (*N. da A.*)

os próprios idosos e muitos médicos) chamam de "coisas de velhos". As tais coisas de velhos seriam inevitáveis e intratáveis. Não é verdade. A incontinência não é parte natural do envelhecimento e pode ser tratada. Segundo o geriatra Cristian Mercado Rodríguez, apenas um em cada três idosos que sofrem de incontinência procura o médico, e o faz depois de conviver com o problema por algum tempo.*

Os familiares ficam chocados quando se deparam com a evidência de que o idoso está sofrendo de incontinência urinária: ou é uma mancha na roupa ou o odor característico na própria pessoa ou no quarto. Se o idoso relatar o problema (o que é raro), é mais fácil encaminhar o tratamento. Se ele não tocar no assunto, o melhor é conversar sem fazer alarde e sem demonstrar muita consternação. Não é preciso dizer que notou que o idoso está enfrentando a incontinência, se entender que isso causará muito embaraço; pode-se abrir espaço para o tema comentando sobre uma pessoa que tem a doença e que poderia tê-la controlado se tivesse iniciado um tratamento mais cedo (um conhecido ou um personagem fictício). Se o idoso não se abrir, uma saída é pedir que o médico inclua o assunto na próxima consulta.

Se o médico da sua mãe (ou do seu pai) não ajudar, experimente consultar um urologista, um ginecologista ou um geriatra. A incontinência urinária é quase sempre tratável com exercícios, treinamento, medicamentos e outras técnicas.

Falta de apetite

Entre as mudanças que acontecem no nosso corpo quando envelhecemos está a redução do apetite. Segundo a observação dos geriatras, até aquelas pessoas que sempre foram "boas

*Cristian Mercado Rodríguez, "Incontinência urinária no idoso", em Assuero Luiz Saldanha e Celia Pereira Caldas (orgs.), *Saúde do idoso: a arte de cuidar*, p. 175. (*N. da A.*)

de garfo" passam a ter seus dias de frugalidade na Terceira Idade. Depois dos 70 anos, o peso corporal diminui, mesmo em pessoas saudáveis, de forma desproporcional devido à perda de massa magra. O problema é que, com frequência, a falta de apetite atinge um nível perigoso e a pessoa de idade fica desnutrida. Entre as causas estão mudanças fisiológicas relacionadas ao processo de envelhecimento, como alterações hormonais, a redução do paladar, do olfato e da visão, a diminuição da saliva e das secreções digestivas. Além dessas mudanças, que acontecem em maior ou menor grau com todos os idosos, desordens mentais e fatores ambientais pioram o quadro.

Ainda que comum, a perda de apetite não pode ser negligenciada, porque ela é um sintoma de várias desordens clínicas, algumas graves, como o câncer. A desnutrição reduz a qualidade de vida do idoso e tem graves consequências para a saúde.*

Como a falta de apetite tende a ser duradoura, famílias que se sentem desnorteadas diante da nova condição do idoso devem procurar a ajuda de um nutricionista, que criará cardápios e sugerirá pratos simples e nutritivos. Em geral, médicos e nutricionistas recomendam que se aumente a frequência das refeições e dos lanches, já que o idoso está comendo menos. Ao mesmo tempo, podem-se reforçar os pratos que a pessoa idosa aceita (por exemplo, adicionando proteína de soja ou aveia aos pratos). Também é hora de esquecer a rigidez nos horários. Se os alimentos oferecidos ao idoso forem saudáveis, não importará que ele os coma fora de hora.

É provável que o idoso também mude seu ritmo, passando a comer mais devagar. A tendência é que ele seja o último da mesa a terminar a refeição. Quando se almoça ou janta junto,

*Newton Luiz Terra e Evelise de Oliveira Silveira, "Anorexia no idoso", em *Entendo as queixas do idoso*, p. 19. (*N. da A.*)

é preciso deixar a pessoa mais velha à vontade para comer no seu ritmo. Se sentir que outros estão esperando por ela, sua mãe pode parar de comer para não atrapalhar ou, pior, comer rápido e engasgar-se, um problema comum (e que pode ter consequências graves) em idosos.

Depoimento de Débora Luz, 58 anos, jornalista, Porto Alegre (RS). 27/3/2005

Está sendo mais difícil aceitar o meu encaminhamento para a velhice do que a situação do meu pai. A situação dele está assimilada, mas que eu venha a ser essa velhinha de que meus filhos vão cuidar é difícil de encarar.

Meu pai está com 89 anos e tem um medo infinito de morrer. Perdeu quase que totalmente a visão por causa do glaucoma e teve que reaprender a viver. Ele tem muita dificuldade para aceitar as limitações. Mesmo depois que a visão diminuiu muito, andava sozinho na rua, sem nenhuma segurança. Eu insistia: "Pai, que tal comprar uma bengala?" E ele respondia: "Bengala é pra velho." Apesar disso, comprei a bengala. Ele experimentou e um dia me disse que a bengala foi um divisor de águas porque lhe deu mais autonomia, mais independência. Com a bengala ele pode caminhar. Tempos atrás o médico recomendou que não passasse muito tempo na cama, que se exercitasse. Aí ele começou a fazer caminhadas longas. Um dia fez uma tão puxada que teve um enfarte! Outro dia ele disse que fez nove vezes o percurso da calçada em frente à casa dele. Para mim, isso mostra que meu pai é um otimista, com toda essa cegueira ele tem algo dentro dele que o faz continuar vivo. Não pode ler, não pode ver tevê, não pode mais andar na cidade. Tem gastrite, o que implica muita restrição alimentar.

Com todas essas limitações, repete sempre: "Tem que lembrar que tem gente em situação bem pior que a nossa." Ele cuida da saúde, quer saber se cada alimento faz bem ou mal. Fico espantada de ver uma pessoa que acorda sabendo tudo que vai acontecer durante o dia, e que isso se repetirá amanhã e depois, e não perde o humor.

Há alguns anos ele se casou com uma senhora, que hoje tem 76 anos. Cada um vive na sua casa e ela passa a noite com ele. Ele não tem um sono regular, acorda várias vezes durante a noite, pede coisas. Exige da esposa como se ela fosse uma funcionária. Durante o dia, uma empregada o acompanha. Meu irmão mora em uma casa ao lado da dele. Eu sou a única filha. Dois de meus irmãos faleceram, e um filho que meu pai teve antes de casar com minha mãe andou se desentendendo com ele e está afastado.

Meu pai vinha num caminhar tranquilo, até que apresentou um quadro de depressão depois do enfarte. Tinha medo de ficar sozinho, de morrer, do inverno que ia chegar. Contei o quadro a um médico amigo, que receitou um antidepressivo. Ele melhorou. Este ano voltou a apresentar um quadro de depressão. Começou quando entrei em férias e fui viajar; a esposa sofreu uma queda e não pôde ficar com ele durante algum tempo. Um dia ele teve um quadro de diarreia, provavelmente porque estava nervoso, foi preciso chamar o serviço de emergência médica. Tudo que pareça uma ameaça à vida e sugira morte faz meu pai entrar em pânico. O médico disse que era um problema emocional. Ele ficou muito agressivo e brigou com a esposa e com meu irmão.

Falei com meu pai sobre a possibilidade de ele ir viver numa casa de repouso. Fui muito franca, talvez até direta demais. Ele se chocou. Disse que preferia não ir. Perto da minha casa tem um local que dizem que é muito bom e onde eu poderia acompanhá-lo de perto. Mas ele tem medo de perder o controle sobre a própria vida se for viver fora de casa.

Inicialmente, eu não tinha um papel muito atuante nos cuidados com meu pai. Agora, passo o domingo com ele, que é quando a empregada folga. "Hoje estou tranquilo. Estou com você, que é sangue do meu sangue", ele me diz, porque acha que os filhos sempre têm mais zelo. Eu tinha meu pai como parceiro, contava as coisas que me aconteciam, os problemas. Agora vejo que não é justo falar de tudo, porque ele não pode resolver e, de qualquer forma, passa ao largo do que está acontecendo conosco.

Estou mais preparada para ficar órfã porque já abdiquei dessa parceria. Com outra pessoa poderia ficar magoada por não ter retorno, mas com ele não tenho mais essa expectativa. Tenho muito claro que hoje sou eu que o guardo, que o protejo.

A gente tem muita dificuldade para entender que o pai está envelhecendo. O emocional da gente é um emaranhado que atrapalha nossa visão. Eu e meu irmão estamos notando que ele está decaindo muito. Nós trocamos informações. Coisas que eu não percebo, ele percebe, e vice-versa.

Acho que para mim está sendo mais difícil aceitar o meu encaminhamento para a velhice do que a situação do meu pai. A situação dele está assimilada, mas que eu venha a ser essa velhinha de que meus filhos vão cuidar é difícil de encarar. A situação toda me faz pensar muito nisso. Como vai ser comigo? Será que vou ser agressiva, será que vou ser chata? Será que vou dar trabalho? Acho que isso está sendo mais difícil para mim porque meus filhos estão chegando a uma idade em que realmente estão ficando adultos, com 24 e 26 anos. Estou gradualmente me preparando, uma vez que meus filhos estão com seus compromissos e ficamos pouco tempo juntos.

A doença da minha mãe nos preparou para isso, e agora a gente não se angustia tanto com a situação. Meu pai está tendo uma longa vida, conquistou tudo o que queria, já tem até bisnetos, e está terminando a vida. É um ciclo que está acabando. Conseguimos aprender um pouco sobre isso com as perdas que vivemos, como a do meu irmão, que foi assassinado aos 33 anos, e a da minha mãe, que foi após uma longa agonia. Isso tudo nos ajudou a desmitificar a morte. Meu pai construiu uma imagem para falar dela. Ele diz que o zepelim vai passar e vai levá-lo. Quando ele fala disso, minha reação é brincar com ele, perguntar se ele já fez o passaporte e coisas assim.

Acho que hoje consigo ser órfã. Com a morte da minha mãe eu custei muito a me acostumar. E eu já não era jovem, tinha 48 anos. Hoje é impossível que o apego seja tão forte, que eu queira manter meu pai a todo custo, porque percebo que o corpo dele está muito gasto. Que egoísmo seria esse de querer mantê-lo vivo?

De qualquer forma, os sentimentos são conflitantes. Com meu pai, a vida está nos mostrando que está chegando ao fim. Ele era ágil para caminhar, agora tem grande dificuldade. Eu o vejo dormitando o dia inteiro, e isso me deixa triste. Não há preparo para perder pai e mãe. Além disso, nesses momentos a família faz catarse. É uma lavação de roupa suja, cobranças que nunca haviam sido feitas vêm à tona. Eu quero que me apontem uma família que passou impávida por essa experiência. Não existe. Por mais educados, mais gentis, mais serenos que sejam, dá muita confusão, porque o desgaste é muito grande. Não é só emocional; dependendo do prolongamento da agonia, é físico também.

Acho que na nossa cultura a morte é intocável, ninguém fala sobre ela. É por isso que os idosos não encaram a morte. Se a gente falasse um pouco mais sobre ela, desmitificaria um pouco a experiência. Mas, do jeito que fazemos, a morte é um tabu.*

---

*O pai de Débora faleceu em 2012. *(N. da A.)*

10
Dinheiro

Vamos enfrentar com paciência a tarefa colocada diante de nós.

Carta aos hebreus

Dinheiro é fonte potencial de problemas. Não importa se a família tem muito ou tem pouco. Os recursos financeiros se tornam um assunto importante por dois motivos: o dos gastos com a manutenção do idoso e o do uso que os filhos fazem dos recursos dos pais.

Vamos olhar o primeiro caso. A Terceira Idade é a fase da vida em que mais gastamos com serviços médicos e medicamentos. Só a compra de remédios compromete aproximadamente um quarto da renda (23%) de metade da população idosa brasileira.* As circunstâncias são desfavoráveis: após a aposentadoria as pessoas entram na fase em que mais precisarão da medicina e dos medicamentos, ao mesmo tempo em que a renda cai e a adesão a um plano de saúde fica mais cara. Como na velhice os problemas de saúde se acumulam, muitos precisam usar vários medicamentos de forma ininterrupta. Não são raros os idosos debilitados que gastam até três salários

---

*Maria Fernanda Lima-Costa, Sandhi Maria Barreto e Luana Giatti, em *Cadernos de Saúde Pública*, junho de 2003. Ver também "Preço alto deixa idosos sem medicamentos", *O Estado de S. Paulo*, 18/9/2003. (*N. da A.*)

mínimos por mês em remédios. Os que sofrem de incontinência urinária têm que incluir na conta as despesas com fraldas descartáveis.

No caso de idosos com a saúde debilitada é preciso levar em conta que eles podem ter uma vida longa, sempre convivendo com as doenças. A capacidade da medicina de prolongar a vida até nos corpos mais debilitados vem aumentando de década para década. Isso explica por que poucos de nós vimos nossos pais cuidando por longos anos dos nossos avós. Até vinte anos atrás era raro que uma família visse os quatro avós chegarem a idades muito avançadas. Um ou dois deles era longevo e precisava de cuidados. Mas a maioria não passava dos 70 anos (a longevidade média do homem brasileiro até 1980 era de 59 anos e a da mulher, 65 anos).

O ideal seria que cada pessoa guardasse dinheiro para financiar sua manutenção na Terceira Idade. Mas a renda baixa do brasileiro impede isso, porque faz com que as pessoas se preocupem com a sobrevivência imediata. Há também um agravante cultural: muitos acreditam que poderão contar com a ajuda dos filhos na velhice. Essa mentalidade apareceu com clareza numa pesquisa* feita em 11 países pelo banco HSBC, cujos resultados foram apresentados no primeiro semestre de 2005: um terço dos brasileiros entrevistados disse confiar que seus filhos e outros membros da família vão bancar a maior parte de suas despesas no futuro!

No Brasil, a maior parte dos familiares-cuidadores assume todo o trabalho sozinho, sem ter condições de contratar uma enfermeira ou mesmo uma faxineira. A rede de apoio oferecida pelo Estado é fraca: não há centros-dia para idosos com necessidades especiais (algumas prefeituras mantêm centros de atividades para idosos saudáveis) nem serviço de enfermagem

*"Brasileiro 'ignora' aposentadoria, diz estudo", *Folha de S. Paulo*, 11/5/2005. (*N. da A.*)

domiciliar, e os sobrecarregados serviços públicos de saúde obrigam os pacientes a esperar meses por uma consulta ou um internamento. O maior avanço está na área dos medicamentos de alto custo, que são distribuídos gratuitamente. É o caso da medicação para Parkinson e Alzheimer.

Para ajudar efetivamente os pais (e a si mesmo), é recomendável desenvolver um plano financeiro antes que a saúde deles se deteriore. Para fazermos nossa própria rede de proteção, não deveríamos esperar pelos problemas, pelo telefonema avisando que a mãe quebrou um osso do quadril e vai passar meses de cama ou que o pai precisa de uma enfermeira. O desafio é levantar o assunto e tomar providências sem deixar que o idoso entenda nossos movimentos como restrição à independência dele. O ideal é que ele compreenda a preocupação dos filhos e colabore com ideias e informações. Se não colaborar, os filhos não ficam desobrigados de pensar no assunto, mas terão que fazê-lo por conta própria.

Em geral, apenas os filhos que compartilham a casa com os pais têm familiaridade com a situação financeira deles. Quanto têm guardado? Qual o valor da aposentadoria? Quanto gastam por mês com a própria manutenção? São perguntas que pelo menos um familiar deveria saber responder. Não se trata de subestimar a capacidade dos pais de gerenciar suas próprias vidas nem é necessário controlar todos os gastos e rendimentos dos idosos. Trata-se de planejar antes que surjam problemas, de informar-se para evitar imprevistos. Não é raro os filhos serem pegos de surpresa pela notícia de que os pais precisam de ajuda financeira.

Os filhos se envolvem na administração dos recursos dos pais se eles assim preferirem ou se estiverem incapacitados física ou mentalmente de gerir seus recursos. Se o idoso julgar conveniente, pode preparar uma procuração para um de seus filhos (ou para mais de um) para que este possa representá-lo legalmente, assinando documentos por ele e movimentando a conta bancária. Se for portador de uma demência, como Alzheimer, os filhos podem pedir a interdição. A interdição é solicitada por intermédio de advogado ou, no caso de famílias carentes, do Ministério Público. O juiz vai levantar informações sobre o estado do idoso e decidir se ele precisa de um curador para representá-lo legalmente e gerir seus bens. Se o idoso interditado tiver bens, o curador precisa prestar contas ao juiz de tudo que fizer. O fato de haver um curador não altera a partilha dos bens do idoso após sua morte.

É recomendável também se informar sobre os documentos guardados. Quando forem necessários, o idoso pode não se lembrar onde os guardou. Isso acontece especialmente com portadores de Alzheimer. Alguns familiares chegam a dizer que os doentes têm esconderijos secretos dentro de casa: o que eles guardam nunca mais é encontrado.

Quem assume o papel de cuidador corre o risco de levar o fardo extra da falta de recursos. Por isso, é fundamental que todos os familiares próximos avaliem a situação financeira do idoso para saber se ele tem condições de custear suas necessidades. Se tiver, faz-se uma projeção para saber quanto tempo esses recursos durarão. Essa projeção vai sendo atualizada conforme as necessidades do idoso mudam.

A questão financeira tem que ser abordada com delicadeza para que fique claro para os idosos que não se trata de uma intromissão na vida deles. Quando há amizade entre pais e filhos, as informações são conseguidas facilmente. Se a relação é difícil, é melhor se preparar para um processo lento e começar oferecendo pequenas ajudas – como pagar algumas contas – para ao menos ter noção da situação financeira dos pais.

Caminha-se na linha fina entre respeitar os desejos dos pais e tentar garantir a segurança financeira deles – segurança que é importante tanto para a manutenção quanto para a autoestima. Considere o assunto da perspectiva do seu pai. Muito da identidade dele foi investida no papel de provedor. Ele pode sentir que dividindo a administração do dinheiro com você perderá esse papel. As pessoas idosas geralmente não querem compartilhar informação com seus filhos adultos, nem admitir que precisam de ajuda ou dizer quanto dinheiro têm. Não querem abrir mão da independência e da privacidade que eles protegeram por tantos anos. Ao mesmo tempo, é difícil para um cuidador saber o que precisa ser feito se ele não conhece de fato a realidade.

Em primeiro lugar, pergunte a seus pais se eles querem sua ajuda. Então ouça seus pontos de vista sobre a situação – quais problemas eles enxergam, as prioridades e soluções – antes de oferecer sua própria opinião. Se eles não querem revelar detalhes, você pode discutir opções sem entrar nas especificidades da situação. Deixe-os tomarem decisões sempre que possível. Pode não ser fácil para você, especialmente se sente que sabe o que seria melhor para eles, mas lembre-se de que não é só o dinheiro deles que está em jogo, mas também a autoestima e o orgulho.

Algumas vezes, é importante conversar com o idoso para tranquilizá-lo de que a família tem recursos suficientes para cobrir as necessidades dele. Muitas pessoas, conforme envelhecem, veem muito dinheiro indo embora e pouco dinheiro entrando, o que as torna ansiosas sobre o estado de suas finanças. De certa forma, não é só o dinheiro que as preocupa, mas a condição de dependência em que temem cair. Muita autonomia se perde quando alguém precisa cada vez mais de médicos, filhos e cuidadores para administrar vários aspectos de suas vidas. Um pai ou mãe cuja saúde e independência estão desaparecendo pode ver dinheiro como o último vestígio de força e se tornar relutante em abrir mão dele.

Cuidar de um idoso doente poder sair muito caro. Lembre-se: o que quer que você faça, a não ser que você seja muito rico, não consuma seus próprios recursos. Não gaste o dinheiro economizado para pagar a faculdade de seus filhos ou sua própria aposentadoria nos cuidados com seus pais. Você pode ajudá-los, mas deve reconhecer a hora de parar os gastos, já que você precisará de suas economias. Dê a seus pais seu amor, seu tempo, seus cuidados, mas não todas as suas economias. Se você tem irmãos, não se sinta constrangido em buscar ajuda e comunicá-los sobre a parte que cabe a eles nas despesas.

Conflitos familiares

Se o mundo habitado por cuidadores e idosos dependentes é repleto de conversas difíceis, que todos estão sempre adiando, um dos piores temas é o dinheiro. Para fugir do assunto há quem prefira abrir a carteira sem pedir muitas informações; outros fazem de conta que o problema não existe. Mas, como as doenças malcuradas, o que não é resolvido volta sempre a incomodar. Por isso, é melhor encarar o assunto de uma vez.

Quando há um cuidador principal que administra as questões práticas da vida do idoso, ele deve manter os irmãos (ou filhos) informados sobre os recursos disponíveis e sobre as despesas. A transparência favorece todos os familiares porque evita mal-entendidos e negligências causadas pelo desconhecimento da realidade. Quem não está diretamente envolvido com os cuidados com o idoso no dia a dia pode subestimar o volume de trabalho e de gastos. Além disso, os filhos e outros familiares que preferem se manter afastados do idoso doente, menosprezando suas necessidades, tendem a agir da mesma forma no que diz respeito aos gastos.

O cuidador que assume mais tarefas pode estar tão ocupado que não tem condições de explicar todos os gastos. Cabe aos demais procurar informar-se sobre as necessidades do idoso, sobre o preço dos medicamentos, consultas e exames, salário de empregados domésticos e observar que outros gastos estão se avolumando (táxi, fraldas, dieta especial etc.).

É muito comum haver discordância entre irmãos e irmãs sobre o patrimônio dos pais. Não raras vezes o conflito é iniciado pelo filho que vive longe, à margem da situação dos pais por muitos anos, sem colaborar.

Enquanto escrevia este livro encontrei duas filhas-cuidadoras que precisaram recorrer à Justiça para conseguir que os irmãos ajudassem a sustentar as mães, portadoras de Alzheimer. As duas obtiveram sentenças favoráveis, que obrigaram os demais filhos a participarem do sustento das mães.

O Poder Judiciário também é invocado quando um dos filhos se sente prejudicado na divisão do patrimônio dos pais. Se um filho julgar que seu irmão, ou irmã, está tomando para si o patrimônio dos pais incapacitados de gerenciar seus bens, pode pedir a interdição do idoso. Quem pede a interdição e a recebe se torna curador do idoso. Passa a ser a única pessoa que pode gerenciar os bens, não precisa ouvir os demais irmãos, mas deve prestar contas ao Ministério Público. A interdição é um recurso extremo e doloroso, que só faz sentido quando as tentativas de negociação por meio de conversas se esgotam. Ela expõe de forma cruel a falta de confiança entre os irmãos e a fragilidade do idoso.

Depoimento de Albiara Silva, 33 anos,
sem profissão, Guará (DF).
6/4/2005

Meus irmãos dizem que eu tenho que cuidar dela porque sou solteira.

Minha mãe começou a apresentar sintomas de Alzheimer quando eu tinha 15 anos. Como eu era muito nova, é difícil contar se antes a gente se dava bem ou não. Ela era de brigar muito, fazer escândalos. Terminei o ensino médio com dificuldade porque, às vezes, não a encontrava em casa quando voltava da escola. Ela saía e se perdia. Eu tinha que ir procurar. Cheguei a fugir de casa. Hoje meus irmãos dizem que eu fui a causa da doença dela. Também dizem que eu tenho que cuidar dela porque sou solteira.

Só há seis anos os médicos me disseram o nome da doença da minha mãe. Nunca tinha ouvido falar de Alzheimer! Agora ela é totalmente dependente. Não fala, não anda. Eu cuido dela e da casa. Fico tão cansada que, às vezes, não consigo comer e sinto dor em todo o corpo. Como somos só nós duas, quando saio deixo minha mãe com Deus. Tem companhia melhor?

Não tenho dinheiro para contratar uma faxineira, mas tento manter a casa bem limpa porque os vizinhos falam muito da gente. As pessoas cobram que eu devia fazer isso e aquilo: levar minha mãe para passear de cadeira de rodas, arranjar um emprego...

Me sustento com a pensão que meu pai deixou. Ele era funcionário público. Minha mãe era copeira e tem uma pensão de um salário mínimo. Com o dinheiro dela não dá para pagar as fraldas, os remédios e o táxi para ir ao médico. Passei fome porque a comida que conseguia comprar só dava para ela. Como os outros filhos não queriam ajudar, fui cobrar na Justiça. Três já estão pagando.

Aproveito uns cursos gratuitos para aprender alguma coisa. Agora estou fazendo um curso de francês e outro que ensina a gente a entrar no mercado de trabalho. Mas não tenho coragem de deixar outra pessoa cuidar da minha mãe. Só uma vez paguei uma vizinha para ficar com ela. A mulher não limpava minha mãe direito e ela teve feridas. Comigo ela está sempre linda, bem-cuidada. Coloco o despertador para me acordar durante a noite para virar a minha mãe de lado na cama. Ela nunca teve escaras.

Eu digo a Deus: "Senhor, permita que eu sinta o que a minha mãe está sentindo para eu entender o que ela quer dizer."

Vi lágrimas de dor caindo dos olhos dela sem saber o que estava errado. Passei maus momentos tentando conseguir que um médico desse atenção para ela no pronto-socorro dos hospitais.

Acho que não estou mais dando conta de cuidar da minha mãe. Tive depressão mais de uma vez. Cheguei a planejar suicídio e a sair gritando pela casa. Queria ter alguém para fazer a limpeza para eu poder ficar só com ela. Disso eu não me queixo. Gosto de me deitar com ela na cama e conversar. Leio as minhas lições de francês para ela. Leio livros. O médico diz que ela não entende, mas eu acho que entende. Eu amo minha mãe.

11
Demências

– Como a senhora está se sentindo hoje, mãe?

– Mais ou menos. Você deveria vir mais aqui.

– Mãe, eu vim ontem...

– Por que você está me chamando de mãe? Você não é meu filho.

– Sou, sim.

– Eu gosto de você, mas você não é meu filho.

– Bom, eu te amo mesmo assim.

Diálogo relatado pelo filho de uma portadora de Alzheimer, que vive em Belo Horizonte, durante o encontro de um grupo de apoio.

Cuidar de um idoso demente vai além de assumir as tarefas que garantem a sobrevivência dele – é preciso fazer o luto pela pessoa que desapareceu e, ao mesmo tempo, aprender a conviver com uma pessoa diferente. A demência não rouba apenas a habilidade do idoso de lembrar nomes ou compromissos; rouba dele a personalidade e as memórias mais significativas. O vazio que fica é ocupado por uma confusão de reações e alguns sentimentos que o próprio doente não consegue entender nem controlar. Resta à família cuidar de um quase estranho, de alguém cujo rosto e voz são familiares e comoventes, mas que age de forma que pouco lembra aquela pessoa querida que nós conhecemos desde sempre.

Certamente não há teste maior para a paciência e para o equilíbrio emocional de alguém do que cuidar de uma pessoa com demência. É difícil encontrar outra situação em que se tenha que dar tanto de si mesmo com a certeza de que não haverá retribuição por parte da pessoa ajudada. Não há retribuição, mas há gratificação, que surge de dentro do próprio cuidador, da certeza de ter feito a coisa certa, de ter cuidado de alguém que sempre será especial para ele. Como resumiu a filha de uma paciente de Alzheimer: "Ela não me reconhece, mas eu não esqueço quem é ela."

Diz a enfermeira e presidente da regional paulista da Associação Brasileira de Alzheimer (ABRAz), Ceres Eloah de Lucena Ferretti:

"Não é fácil mudar a imagem que temos de uma pessoa a quem amamos, conhecemos por muitos anos ou por toda a nossa vida. A doença de Alzheimer em seus estágios iniciais não traz transformações visíveis, mas sabemos que as mudanças ocorridas no cérebro dessa pessoa fazem com que progressivamente ela se torne uma estranha para nós. Trata-se da mesma pessoa e, no entanto... não! Isto é muito difícil do ponto de vista emocional para todos nós, e implica a necessidade imperiosa de nos tornarmos mais racionais e tomarmos consciência de que devemos buscar a maneira correta de zelarmos pelo seu bem-estar.*

O portador de demência não se dá conta das preocupações que está causando à sua família. Ele não tem condições de poupar ninguém, de se esforçar para tornar a vida do cônjuge ou dos filhos mais fácil. Tampouco fará algo "por mal". Inconformados com a situação, alguns familiares reclamam da falta de cooperação por parte do idoso, ou tentam se convencer de que as coisas

---

*Ceres Eloah de Lucena Ferretti, "O que a enfermagem pode fazer pelo portador de demência e sua família", em *Você não está sozinho*. São Paulo: ABRAz, 2002, p. 95. (*N. da A.*)

desagradáveis que ele faz hoje são frutos da mesma personalidade que carregou a vida toda, agora piorada pela doença.

Não importa como era a personalidade do doente e o que restou dela: mesmo que fosse um santo, agora faria coisas que podem ser classificadas de desagradáveis. Ele não controla mais a si próprio. Por isso, aquele que era calmo pode ter acessos de agressividade, bater no cuidador, gritar e dizer palavrões. E o que era agitado pode mergulhar na apatia. A demência vira o mundo do doente de cabeça para baixo. E também o do cuidador.

Cuidar de um idoso nessa situação exige algumas habilidades que nem todo mundo tem naturalmente ou consegue desenvolver. Às vezes é preciso dizer mentiras benignas ou embarcar na fantasia do doente. Sempre é necessário muita paciência: com as novas manias que surgem, com a dependência que só aumenta, com a recusa para tomar banho, com as reclamações sem fundamento. Os filhos que encontrei em reuniões de familiares de portadores de Alzheimer conseguiram desenvolver essas habilidades com algum grau de sucesso. Mas mesmo os que parecem mais adaptados relatam episódios em que caíram no desespero diante da pergunta que o pai repete os 365 dias do ano, ou que gritaram ao desligar o telefone depois que a mãe chamou pela vigésima vez sem ter nada para dizer.

Dá para resumir assim: algumas pessoas agem com naturalidade na interação com um portador de demência; outras não sabem o que fazer e entram em pânico (é preciso levar isso em conta para entender as reações de nossos familiares diante de nosso pai ou mãe demente); todos perdem a paciência de vez em quando.

Mesmo assim, a família de um idoso senil não pode ter dúvidas sobre a necessidade ou não de intervir na vida dele, ao contrário do que acontece nos casos de envelhecimento normal. Se há um diagnóstico de demência, é hora de intervir. O doente não tem condições de viver sem assistência.

Como são as demências

Até anos atrás, as pessoas contavam em tom de piada os esquecimentos de um parente de idade avançada. Era o tio que ficou caduco ou a sogra que ficou gagá. Se o avô estava muito alterado, a própria família dava o diagnóstico: esclerosado. Mas uma consequência indesejada do aumento da expectativa de vida é que as demências, especialmente a doença de Alzheimer (DA), estão se tornando comuns. Nos Estados Unidos, o empenho para se descobrir uma vacina contra Alzheimer só se compara com o esforço que foi feito para controlar a Aids. Por isso, as perspectivas de avanço médico nessa área são boas.

Por enquanto, ainda se desconhecem coisas importantes sobre Alzheimer: o que é que o desencadeia e como curá-lo. O que se sabe é que não é parte do envelhecimento normal (a maioria de nós não terá Alzheimer), mas é uma doença quase exclusiva dos velhos.

Calcula-se que entre 5% e 10% das pessoas com mais de 60 anos tenham algum tipo de demência. A doença de Alzheimer (DA) é a mais comum e representa de 50% a 70% do total dos casos conhecidos no Brasil, segundo a ABRAz. Segundo esses cálculos, existiriam 1,2 milhão de portadores de Alzheimer no Brasil. O número de casos acompanha o aumento de longevidade do brasileiro. Espera-se que em 2025 nossa expectativa de vida chegue a 80 anos – de acordo com estimativa da Associação Americana de Alzheimer, 25% das pessoas que têm entre 80 e 85 anos têm Alzheimer e 50% dos que passam dos 85 anos são portadores.

A DA é uma doença degenerativa e progressiva que afeta, de maneira irreversível, os neurônios. Seus primeiros sintomas podem ser confundidos com o processo normal de envelhecimento: memória falha e mudanças no comportamento. Só que, ao contrário do que acontece no processo de envelhecimento normal, na DA a perda de memória vai aumentando e surgem outras perdas, por exemplo, a dificuldade para falar, a desorientação espacial.

Como o envelhecimento normal também provoca algumas alterações no sistema nervoso central que podem levar a declínio cognitivo, é preciso uma avaliação de um profissional familiarizado com as demências. Algumas famílias perambulam por vários consultórios até conseguirem um diagnóstico claro para o idoso com problemas de memória ou mudanças de comportamento. Em alguns casos, são as próprias famílias que se habituam com as mudanças e não se preocupam por acreditar que "é velhice". (A filha de um portador de DA conta que só entendeu que havia algo errado com seu pai no dia em que o encontrou com as próprias fezes nas mãos; as outras mudanças de comportamento eram inofensivas e ela achou que se deviam à idade.) Em outros casos, são os médicos consultados que atribuem à idade avançada as queixas do idoso ou dos familiares. Quando surge a dúvida, é melhor procurar um geriatra. A medicação para DA não recupera os neurônios perdidos, mas ajuda a tornar mais lenta a progressão da doença, por isso, quanto antes se iniciar o tratamento, melhor para o paciente e sua família.

Um pouco de esquecimento não precisa ser motivo de preocupação. A metade das pessoas com mais de 65 anos diz que tem mais dificuldade para lembrar coisas do que costumava ter. Depois dos 80, quase todo mundo experimenta algum declínio em suas habilidades matemática, verbal e espacial. É o que os médicos chamam de Perdas Cognitivas Mínimas (PCM). Também há similaridade entre algumas alterações de comportamento provocadas pelas demências e os sintomas da depressão (apatia, irritabilidade).*

---

*César L. G. Diogo, Marcuso Fabio C. P. Maia e Ana Paula Reolon, "Esquecimento e confusão mental no idoso", em *Entendendo as queixas do idoso*, p. 349. (*N. da A.*)

Se você suspeita de demência, pense com cuidado sobre como seu pai era antes. Esses problemas são de fato novos ou você não havia reparado neles antes? Todos nós somos muito mais atentos a escorregões de memória dos idosos do que às falhas dos mais jovens. Se o vovô perde suas chaves repetidamente, um alarme soa, mas ninguém presta atenção se o esquecidinho for um adolescente.

Uma distinção importante é que geralmente, em casos de demência, a memória da pessoa não falha, ela desaparece. Nosso velho pai não esquece simplesmente um compromisso. Mais que isso, ele insiste em que não marcou um. Ele não perde seus óculos, ele esquece que usa óculos. Ele não esquece com quem conversou na festa; não lembra que esteve na festa.

Além dos problemas de memória referentes a fatos, uma pessoa com demência pode ficar desorientada quanto ao espaço, mesmo quando está perto de casa ou em outro lugar familiar. Circular de carro por um bairro novo pode fazê-la pensar que está em outra cidade. E quando está de fato fora da cidade onde vive, fica difícil para ela recordar onde está e o que faz ali.

Essa pessoa pode ter problemas de linguagem, tendo dificuldades para encontrar a palavra certa. Suas emoções podem se tornar descontroladas e características desagradáveis da personalidade se tornam salientes.

Famílias começam a suspeitar de demência quando o idoso apresenta dificuldade para executar tarefas do dia a dia (perde-se ao sair na rua, coloca sapatos de pares diferentes) ou as negligencia (não toma banho), ou porque está com alterações de humor ou de comportamento (agitação, agressividade, apatia).

Felizmente há no Brasil serviços públicos especializados no atendimento aos pacientes de Alzheimer e seus familiares. Nesses serviços há médicos preparados para fazer o diagnóstico e psicólogos ou assistentes sociais para orientar os familiares sobre a doença e seu tratamento. Em 2002 foi implantado o Programa de Assistência aos Portadores de Alzheimer, que criou os centros de referência e faz a distribuição gratuita dos medicamentos.

Para descobrir se na sua cidade existe um centro de referência, informe-se na secretaria municipal ou na secretaria estadual de saúde. A ABRAz também ajuda a localizar os recursos, além de promover encontros mensais nos quais fornece informações importantes sobre os cuidados com o doente. Para quem está começando a cuidar de um parente doente agora, essas reuniões são muito informativas. A ABRAz também publicou um livro (*Você não está sozinho*) que cobre todos os aspectos práticos dos cuidados com o portador de DA.

O que se pode fazer

É impossível compreender cada comportamento novo de um idoso demente. Sendo assim, o cuidador não pode prever suas reações; às vezes terá pena, às vezes terá raiva. O que se pode fazer é pensar nesse idoso sempre a partir da informação mais importante: ele tem uma demência, ele é doente, essa doença determina o seu comportamento. Daí partimos para a conclusão: não se deve ter expectativas em relação ao doente, porque elas só trarão frustrações.

É verdade que alguns traços da personalidade permanecem no idoso senil, mas, no conjunto, o que determina a forma de agir e reagir é mesmo a demência.

Por isso, ainda que seja normal os familiares tentarem procurar justificativas para os comportamentos do doente, esse é um esforço perigoso, porque implica o risco de achar "culpas" do doente que vão azedar o relacionamento.

O relacionamento entre os familiares e o portador de uma demência tem que ser baseado única e exclusivamente no amor, nunca na racionalização. Isso porque uma das partes não é mais capaz de raciocinar e a outra só encontrará motivação para enfrentar o desafio no amor que tem dentro de si.

Que a nossa mãe tenha DA não é culpa dela nem de ninguém. Nosso pai está fazendo coisas que ele próprio não entende. Eles não podem fazer mais nada sem nossa ajuda e compreensão.

Os cuidadores precisam ter muita paciência, já que o paciente tem necessidade de atenção e uma tendência a ter reações catastróficas. Ele age como criança, reclama de coisas pequenas e torna-se agressivo quando chamado a fazer algo que não quer.

Você pode argumentar, pedir ou explicar em detalhes por que alguma coisa é do jeito que é (que você tem que sair de casa para trabalhar; que é preciso tomar banho para ter boa aparência e sentir-se bem; que ele não deve sair sozinho porque pode perder-se) – suas explicações não farão diferença. Ser racional com alguém que perdeu a capacidade de raciocinar é frustrante, exaustivo e inútil. Além do mais, você irrita o doente, que vai vê-lo como o inimigo que tenta esconder o que ele sabe que é certo. E nesse "inimigo" o doente vai despejar toda sua agressividade.

É por isso que as regras da comunicação com alguém que é demente são opostas àquelas que usamos com o resto do mundo. Esqueça a realidade e as explicações. No lugar delas, aprenda novas respostas que sejam reconfortantes para o idoso e não coloquem você numa situação difícil. Cada cuidador avalia até onde ir, até que ponto corrigir as confusões ("O seu pai não está em casa porque ele morreu há muito tempo, mãe"). Ou não corrigir ("As suas crianças estão na escola, vovó" – quando as "crianças" são adultos que estão nas suas casas).

É impressionante o que a necessidade e a criatividade fazem juntas. Na busca de saída para situações difíceis, os familiares-cuidadores criam respostas originais e eficientes para acalmar seus doentes. É a filha que leva a mãe para dar uma volta no quarteirão quando ela pede para "ir para casa" (deve estar pensando na casa de sua infância). Quando completam o passeio, a filha aponta para a casa onde vive com a mãe e diz: "Aí está sua casa." É o filho que percebe que a mãe o está confundindo com outra pessoa e mesmo assim responde a todas as perguntas até encontrar uma forma de distraí-la com outro assunto.

No estágio inicial da doença, corrigir os lapsos de memória ajuda o doente a se localizar, mas também o entristece, porque ele se dá conta de que sua cabeça está fazendo confusões embaraçosas. Quando a doença progride, ele não se entristece mais com a correção, mas pode ficar ainda mais confuso. Cabe então avaliar qual o caminho mais fácil para o próprio cuidador – algumas pessoas não conseguem mentir ou embarcar na fantasia do doente. Há outras que se sentem mal se tiverem que corrigi-lo o tempo todo.

Em obras que tratam das demências de forma técnica (o que este livro não pretende fazer), como o guia da ABRAz e o livro *Saúde para todos*, produzido pelo programa Universidade Para Todos, da Universidade Estadual do Rio de Janeiro, o cuidador encontra dicas úteis para os problemas causados pelo comportamento do idoso senil. Mas nunca encontrará regras que se apliquem a todos os doentes, porque a DA não afeta a todos da mesma forma. Algumas orientações servem para uns, mas não dão certo para outros. Resta aos familiares tentar uma estratégia de cada vez e observar as reações. Se não der certo, tenta-se de outra forma. Será bem-sucedida a estratégia que der conforto ao paciente e tranquilidade para o cuidador.

Os esforços parecem não valer a pena

Como se trata de uma doença para a qual não há cura e o máximo que se consegue com medicamentos é reduzir o ritmo da evolução, o cuidador é torturado pela sensação de impotência e de incapacidade. A família quer dar qualidade de vida ao doente, mas não sabe o que é qualidade de vida para ele. Esse é o máximo de qualidade de vida que se pode buscar. Em vez de lamentar seus poucos recursos diante da doença ou culpar-se por "fazer pouco", o cuidador deve valorizar o fato de que é ele que garante a sobrevivência do idoso senil. Gosto do depoimento da coordenadora de grupos de apoio, Yone de Moura Beraldo,* que está no livro da ABRAz:

"O familiar-cuidador é a pessoa mais importante na vida de um portador da DA. Esse cuidador será o elo do doente com a vida, a figura principal entre o médico e o paciente. Ele será o responsável pelo seu bem-estar, pela sua qualidade de vida. O cuidador terá que ter a sensibilidade para 'sentir' pelo doente: frio, calor, fome, desconforto, sono, dor, o momento de atender às suas necessidades fisiológicas e ter a percepção para dizer o que quer ouvir."

A professora universitária norte-americana Bette Ann Moskowitz contou sua experiência com a mãe, portadora de Alzheimer, num livro intitulado *Eu conheço você?*** O título reproduz uma pergunta que a mãe fez a Bette algumas vezes quando entrou em uma fase da doença em que mesmo os rostos mais familiares se tornaram desconhecidos.

Os familiares temem essa pergunta e o que ela significa: minha mãe, meu pai, minha esposa esqueceu de mim. O vínculo familiar não existe mais para o doente e tudo que vivemos juntos desapareceu dentro dele. Restam fragmentos de lembranças que o doente não relaciona à figura que temos hoje.

(A mãe de Bette, por exemplo, falava sobre a vida da filha com a própria como se se tratasse de uma terceira pessoa. A

---

*Yone de Moura Beraldo, ABRAz, p. 130. (*N. da A.*)

**Bette Ann Moskowitz, *Do I Know You? Living Through the End of a Parent's Life*, Nova York: Kodansha, 1998. (*N. da A.*)

mãe de uma pessoa que deu depoimento para este livro chama a filha pequena e não se dá conta que é ela, já adulta, que está ao seu lado.)

Para os familiares a pergunta "Quem é você?", ou outra que tenha o mesmo significado, representa um momento de transição, um teste muito duro ou simplesmente o fim. Foi o fim, por exemplo, para a filha de Bette Ann Moskowitz, que ficou deprimida quando a avó não a reconheceu e, a partir daí, preferiu não visitá-la mais.

É um teste muito duro para todos aqueles familiares que sofrem com o fim da ligação afetiva por parte do idoso demente. Nosso afeto continua intacto, mas nosso familiar desenvolve uma ligação nova conosco, uma ligação que se renova com frequência porque ele se esquece de tudo muito rapidamente, uma ligação que se baseará daqui para frente na rotina, na familiaridade e na confiança. Se um desses elementos faltar, o doente se desligará de vez de nós. É um teste pesado para nosso amor e nossa generosidade. Se a nossa dedicação era baseada na necessidade de receber retribuição ou na vontade de agradar o doente, precisaremos de nova motivação. Se for necessário, é hora de fazer a transição, de nos dedicarmos ao doente só pelo nosso amor.

É hora de lançar um olhar carinhoso sobre o doente, de lembrar quem ele foi, de rememorar suas qualidades e habilidades para não nos distanciarmos das boas lembranças. De valorizar o esforço que o doente faz o tempo todo para entender o que se passa à sua volta, para se comunicar. De nos alegrarmos com o bem-estar que damos a ele quando lhe oferecemos carinho e atenção.

Bette Ann Moskowitz explica assim a forma que encontrou para lidar com a nova situação:

"Terminada a visita, ela desaparece da memória de minha mãe, mas em algum nível ela está dentro dela, nutrindo-a. Eu acredito nisso. Pensar de outra forma é o mesmo que dizer que nada mais entra ou sai da cabeça ou do coração de minha mãe. Eu sei que isso não é verdade. Pensar de outra forma tornaria nossas visitas sem sentido, e elas já são duras o suficiente mesmo quando acreditamos que são importantes."*

A cineasta Debbie Hoffmann, que foi indicada para o Oscar com um documentário sobre a sua experiência com a mãe, portadora de DA (*Complaints of a Dutiful Daughter*), diz algo parecido.

"Ainda que minha mãe pareça ter pouca lembrança do passado, eu não acho que isso se traduza numa perda de humanidade. Eu sinto que a personalidade e o espírito estão lá. Eu ficaria muito contente se ela se lembrasse de quem eu sou. Mas isso não é uma perda para ela – é uma perda para mim."**

Além do choque de saber-se um estranho para o idoso, o cuidador convive com outra constatação angustiante. Ele pensa em tantos cuidados, dedica tantas horas a zelar pela saúde e bem-estar do doente e não vê progressos. Ao contrário, a mãe está ficando magra, anda desarrumada e apática. O marido está cada dia mais agressivo, fala bobagens e se recusa a tomar banho. O cuidador se pergunta: "Eu deveria estar fazendo mais?" Ou se diz: "Se passasse mais tempo estimulando minha esposa com alguma atividade talvez ela estivesse mais ativa." Mas os cuidadores não fazem milagres. Eles têm os seus limites, e o que se vê em geral é que já fazem mais do que podem, roubam horas de suas vidas pessoais, de seu lazer e descanso para estar com o idoso. A doença não recua. É ela que domina o doente. Muitos dos nossos esforços para fazer o idoso se manter ativo ou cuidar de seu asseio e aparência serão inúteis. Se insistimos muito, cansamos o doente e a nós mesmos. É hora de aceitar que doenças, envelhecimento e morte fazem parte da

*Bette Ann Moskowitz, op. cit., p. 136. (*N. da A.*)

**Entrevista ao jornal *The Electric Examiner*, 7/4/1995. (*N. da A.*)

vida. Em vez de investirmos muita energia lutando contra elas (o que é inútil), vamos usar essa força para manter o equilíbrio e dar carinho ao nosso doente.

Depoimento de Neusi Rovel, professora aposentada, Curitiba (PR). 19/10/2005

Cansa alguém precisar de você o tempo todo.

Quando minha mãe começou a mudar, por causa do Alzheimer, eu achei que não precisaria pedir a ajuda dos meus irmãos. Eu era orgulhosa, não gostava de interferência na minha vida, não queria dar satisfação dos meus atos. Da minha mãe, sim, eu precisava. Eu resolvia tudo, com ela. Explicava meus planos, discutia o que ia fazer. O Alzheimer tirou o chão sob os meus pés. Perdi minha companheira e tentei continuar como a única pessoa a controlar nossas vidas. Mas o cuidador não pode ser autossuficiente. Ele precisa de outras pessoas junto dele.

No começo você acha que vai dar conta, porque não sabe o que vai enfrentar. Acha que é o maioral, que ninguém sabe mais do que você, que não precisa de mais ninguém. Isso tudo por não conhecer a realidade da doença. Eu ouvia que fulano ficou caduco, que sicrano estava esclerosado, mas não tinha noção do que o Alzheimer pode fazer nas nossas vidas. Li muito, mas as palavras nos livros não refletem a realidade.

O que mais maltrata o cuidador é ouvir alguma pessoa próxima dizer “tenha paciência”. Essas palavras machucam. Quem fala isso poderia ajudar, mas prefere cobrar paciência do cuidador, reforçar a ideia que é uma espécie de destino e que, por isso, ele tem que ter paciência. Situação parecida acontece nos feriados, quando a família vai viajar e antes avisa: “Se precisar de mim, ligue.” Estão à disposição, mas estão longe.

Eu não pude fazer planos, se quisesse viajar, teria que pedir ajuda para alguém, contar com a boa vontade. Isso incomoda o cuidador. Ele espera que o restante da família veja o que ele está vendo e tome iniciativas. Cansa alguém precisar de você o tempo todo.

Nós não temos uma visão total do Alzheimer. Eu não sabia tudo o que teria que enfrentar, por isso, demorei para me dar conta de que não conseguiria cuidar de mamãe sozinha. Se o doente for uma pessoa calma, quieta, pode ser que um cuidador sozinho resolva quase tudo. Mas mamãe é agitada; ela não para, anda de um lado para outro, demanda atenção. Uma vez dei a ela uma boneca que guardei da minha infância. Serviu para entretê-la, porque ela fez da boneca um bebê e passava o dia cuidando dela. Passado um tempo ela decidiu que precisava cuidar do "bebê" também durante a noite. Foram três noites sem dormir porque mamãe não pregava os olhos, andava e falava sobre a boneca o tempo todo.

Eu não conseguia fazer nada além de cuidar dela. Não tinha mais tempo para ler, que sempre foi um hábito meu. Minha única distração era ver televisão depois que mamãe dormia. Uma noite, ela olhou para mim e perguntou: "Onde está Neusi?" Foi terrível. Caí no choro. Chamei meu irmão e ele e minha cunhada correram para ficar comigo.

Acho que a minha mãe já estava com a doença havia algum tempo quando o geriatra confirmou a suspeita. Eu não tinha notado nada, nem meus três irmãos. O que eu percebia é que ela estava muito dependente de mim. Essa dependência a fazia parecer egoísta e isso me incomodava, mas eu achava que esse comportamento era próprio da velhice. Até que uma prima, que é médica, me disse que mamãe parecia ter Alzheimer, porque estava muito apática. Depois daquela conversa, passei um ano procurando um diagnóstico.

O primeiro geriatra que consultamos descartou Alzheimer, disse que a apatia e a dependência eram próprias da idade avançada. Minha mãe tinha tido uma isquemia, o que apareceu na ressonância que outro geriatra pediu, e isso confundiu o diagnóstico. Até que esse mesmo geriatra concluiu que era um caso de Alzheimer. Foi um ano cansativo. Eu não sabia o que estava acontecendo e não sabia como agir com ela. Para piorar, ela não aceitava que ninguém mais a ajudasse ou cuidasse da casa. Cobrava que eu fizesse tudo, e muito rápido, mesmo quando eu estava me recuperando de uma cirurgia. Quando eu saía, ela ficava ansiosa e ia me esperar na rua, deixando a casa aberta. Uma tarde, um homem a enganou dizendo que trabalhava para a empresa de energia elétrica, entrou em casa e nos roubou. Ela não percebeu nada. Nós não tínhamos empregada doméstica e nessa época fui obrigada a contratar uma para não deixar minha mãe sozinha. Isso não diminuiu o peso sobre mim. Minha mãe tinha perdido a noção do tempo. Eu saía e cinco minutos depois ela estava nervosa com a minha "demora". A moça não conseguia controlá-la. Só podia ir para a rua atrás dela me esperar. Comprei um celular para tentar acalmar minha mãe. Às vezes eu ainda estava no ônibus e ela já estava ligando para saber quando eu iria voltar. Eu passava mal quando o celular tocava. Comecei a sair menos de casa. À noite, precisava esperar ela deitar e, mesmo assim, sair escondida.

O comportamento de minha mãe já estava alterado. Ela se repetia ao conversar, varria cinco vezes a calçada (a nossa e a dos vizinhos). Eu tinha comigo que a doença era só aquilo. Quando notei que ela não estava conseguindo tomar banho sozinha, passei a ficar com ela no banheiro, dando orientação: "Lave os pés, agora o cabelo." Uns seis meses depois, passei a entrar no banho com ela. Por essa época precisei passar novamente por uma cirurgia, e ninguém conseguiu dar banho nela.

Uma noite, acordei chorando e não parei de chorar nos três meses seguintes. Estava com depressão. Meus irmãos se reuniram para falar sobre a situação e decidiram levar minha mãe para viver numa clínica. Era ela ou eu, eles me disseram. Naquele momento eu não tinha condições de avaliar ou argumentar. Ela foi para a clínica e eu fiquei num estado ainda pior. Visitava mamãe todos os dias. Ouvi críticas de pessoas próximas. Elas achavam que eu não queria cuidar da minha mãe; não entendiam que não se tratava de querer, mas de poder. Simplesmente não podia cuidar dela no estado em que eu estava. Por outro lado, tive muita ajuda. Eu ficava tão mal ao chegar em casa sozinha que não consegui mais dormir. Passei a dormir na casa de uma vizinha, que também me esperava para almoçar. Uma amiga do interior veio ficar comigo.

No prazo de um mês, passei por sete psiquiatras, porque não tinha paciência para esperar o antidepressivo agir. Um deles me disse: "Como vou saber que você também não tem Alzheimer, como sua mãe?" Foi um período terrível.

Minha mãe ficou na clínica quarenta dias. Lá, ela deixou de comer. Quando eu a trouxe de volta, parei de sair de casa porque tinha medo de voltar e encontrá-la no estado em que estava na clínica. Eu tinha que mudar nossa vida. Contratamos uma enfermeira para passar o dia com mamãe e não fiquei mais sem uma empregada que durma aqui em casa para me ajudar durante a noite (as domésticas se assustam com mamãe – tive dez pessoas num prazo de dois anos).

Está sendo um aprendizado. Tenho que aprender a dividir a minha casa com essas pessoas, depois de décadas vivendo só com minha mãe. Por outro lado, agora consigo sair tranquila, porque sei que ela está bem-cuidada.

Dois anos depois da internação de mamãe, continuo usando antidepressivo. Ainda não posso retomar minha vida normal por causa dos nossos gastos, que são muito altos e consomem minha aposentadoria e a dela. Já são seis anos de dependência. Nesse tempo, quantas vezes já briguei com Deus! Fiz as pazes, briguei de novo. Me pergunto mil vezes por que essa doença apareceu no momento em que minha mãe estava tão feliz, tendo condições de viajar e passear como ela tanto gostava. Mamãe está agora com 84 anos. Ela recorda o nome dos outros filhos. Quanto a mim, se alguém pergunta a ela quem é a Neusi, ela responde: "É uma moça que anda por aí."*

*A mãe de Neusi faleceu em 2007. *(N. da A.)*

12
Ajuda profissional

Então falo quatro palavras, quatro palavras que eu nunca havia lhe dito em toda a minha vida: "Faça como eu digo." "Vista um suéter e seus sapatos." E aquelas quatro palavras funcionam. Eu tenho 55 anos, ele tem quase 87, e o ano é 1988. "Faça como eu digo." Eu falo... – e ele faz. É o fim de uma era, o começo de outra.

Philip Roth, em *Patrimony*

O heroísmo extremo não funciona a longo prazo quando se trata de cuidar de um idoso adoentado. Os familiares-cuidadores têm melhores resultados quando buscam o equilíbrio entre os cuidados que dão a si próprios e ao idoso. Afinal, a empreitada pode durar muito tempo, e quem tinha muita energia no primeiro ano pode estar totalmente esgotado nos anos seguintes.

Muitas vezes o familiar-cuidador reluta em contratar um profissional para ajudar nos cuidados com o idoso dependente, seja uma empregada doméstica ou uma enfermeira. É o filho que acredita que sabe cuidar melhor do pai que qualquer outra pessoa. Ou o esposo que teme que uma pessoa estranha em casa cause desconforto à sua companheira. Por sua vez, a maioria dos idosos se sente mais segura quando seus filhos estão por perto e não gosta de ser ajudada por pessoas que não são da família.

Mas fazer a coisa certa pelos seus pais e por você mesmo envolve buscar ajuda em todas as frentes. Seu pai precisa de alguém para levá-lo ao médico, ao fisioterapeuta, fazer a faxina e preparar as refeições. A situação da sua mãe exige a presença de alguém para alimentá-la, banhá-la e fazer companhia quando os filhos estão ausentes. Você não pode fazer tudo isso o tempo todo, o que significa que precisa encontrar outras pessoas que o substituam em algumas tarefas.

É melhor pensar na ajuda profissional o mais cedo possível, de preferência antes que o idoso precise dela. Não espere até ficar esgotado, seu pai se tornar totalmente dependente e resistente a mudanças ou ocorrer uma emergência. Quando chegar a essa situação, a pressão da crise o impedirá de investigar todas as opções com cuidado.

É isso que se vê na maioria das famílias. A contratação de ajuda profissional acontece tarde, quando todos os envolvidos já passaram maus bocados assumindo mais responsabilidades do que a agenda e a saúde permitiam. Há razões para essa demora. De braços dados com a resistência dos idosos vai a dificuldade dos filhos em enfrentar a situação. Eles não conseguem convencer os pais a aceitar ajuda, e alguns se sentem desconfortáveis ao contratar alguém para esse serviço. A contratação de um trabalhador doméstico, que praticamente viverá a vida da família e que terá uma intimidade tão grande com nossos pais ou cônjuges, gera tensão e preocupação. Os problemas se sucedem: alguns filhos relatam que não tinham coragem de impor uma situação aos pais e que, quando finalmente o fizeram, ficaram inseguros em relação ao trabalho do cuidador e voltaram atrás, demitindo-o.

É difícil admitir que chegou a hora de envolver profissionais nos cuidados com nossos pais. É difícil reconhecer a gravidade da situação e não ficar deprimido. Quem precisa de um cuidador profissional deixou a autonomia para trás. Essas pessoas entraram numa fase diferente da vida, uma fase em que estão perdendo a capacidade de tocar certas tarefas, às vezes de expressar-se também. Como entendemos que somos o que fazemos e dizemos, sentimos que estamos perdendo o pai ou a mãe quando eles perdem (ou têm reduzida) a capacidade de fazer e conversar. "Meu pai não é mais o mesmo", "Até pouco tempo atrás minha mãe era outra pessoa", dizem os filhos num tom de voz que mistura tristeza e nostalgia. Depois da dependência vem a morte. O próprio idoso tem os mesmos sentimentos em relação à dependência e por isso muitos ficam deprimidos nessa fase da vida.

A tendência é que a necessidade de cuidados aumente com o passar do tempo. Ter algum tipo de apoio profissional – mesmo que por algumas horas semanais –, logo que a situação se estabelece, permite que o cuidador se ajuste à ideia de compartilhar sua tarefa e previne o desenvolvimento de uma crise na vida dele ou entre ele e a família.

O cônjuge que cuidava sozinho da esposa com Alzheimer há um ano pode estar hoje sobrecarregado. Os familiares que trabalham ou têm filhos pequenos não dão conta de oferecer o atendimento de que o idoso precisa. Ninguém passa por essas situações incólume. Mesmo que o esgotamento do cuidador não se manifeste na forma de doença, a adaptação à situação cobra seu preço. Ele pode não estar clinicamente deprimido, mas se encontra num estado de perplexidade e desconforto por causa da perda de seu antigo estilo de vida e das coisas que não pode mais fazer ou sente-se culpado por ter pouco tempo para ajudar seus pais.

Encontrar o tipo certo de cuidador substituto é um desafio. Mas as alternativas estão aumentando, e depois de alguns telefonemas e visitas você terá opções promissoras. O filho será capaz de encontrar o que precisa quando conseguir se ver fora de casa enquanto seu pai está num centro-dia ou com um cuidador profissional, uma empregada ou acompanhado por outro familiar.

A ajuda é a arma de que o cuidador dispõe para conseguir se manter na ativa – é uma necessidade, não um luxo. Ela faz dele um cuidador com mais energia e equilíbrio.

O primeiro passo é certificar-se de que você e seu pai, mãe ou cônjuge estão confortáveis com a ideia de ter alguém cuidando das tarefas que hoje tocam sozinhos. Com aqueles idosos que se opõem à ideia, algumas negociações terão que ocorrer antes que o plano seja colocado em prática. É importante que todos os envolvidos tenham bem claro o que está causando a necessidade de ajuda externa e que questões pessoais estão por trás da recusa em aceitá-lo. Superar a resistência do idoso não é fácil, e você pode precisar de alguma orientação, talvez de outros cuidadores (que você pode encontrar em grupos de apoio) ou de profissionais, como geriatras e psicólogos.

A julgar pelas experiências de pessoas que ouvi para escrever este livro, nunca parte do idoso a ideia de contratar alguém para ajudá-lo. Via de regra, os pais têm pavor de se tornar um peso na vida dos filhos e por isso evitam pedir o que quer que seja. Mas já que os idosos estão vivendo mais tempo e que eles tendem a desenvolver alguma incapacidade devido a doenças ou quedas, há chances de que o pavor deles se realize: muitos idosos dependerão, sim, dos cuidados de seus filhos. Cabe aos filhos, portanto, perceber o que está acontecendo e tomar a iniciativa de tocar no assunto.

Alguns pais pedem ajuda de forma indireta, queixando-se de suas dificuldades. Quando fazem isso, esperam que o auxílio venha diretamente dos familiares e não de profissionais contratados. Imagino que por trás disso esteja a necessidade de carinho e atenção – os idosos tendem a ser carentes porque já perderam muitos amigos e parentes. Até pais que não foram afetuosos ao longo da vida cobram atenção de seus filhos na velhice.

Definir as tarefas que precisam ser cobertas pela ajuda profissional determinará que tipo de profissional é mais apropriado para a situação. Você precisa de uma pessoa treinada para fazer curativos e fornecer alimentação através de tubo nasogástrico? Precisa de alguém que troque fraldas e ajude seu pai a tomar banho? Ou sua mãe só precisa de companhia?

Uma vez definido que tipo de assistência é necessária, é hora de responder as perguntas sobre onde encontrar esse profissional, quanto custará, quem pagará.

Você pode começar pedindo indicação de amigos e parentes, procurar uma agência especializada ou pedir a indicação do médico ou dos profissionais de algum serviço especializado. Os funcionários dos centros de saúde públicos especializados na Terceira Idade e os serviços de geriatria dos hospitais costumam ter boas referências para fornecer.

Muitas das necessidades de pessoas idosas não demandam pessoas muito qualificadas. Em geral, se trata de fazer a faxina e as compras, lembrar dos medicamentos. Como no Brasil é comum as famílias de classe média terem uma empregada doméstica ou uma faxineira diarista, essas pessoas, muitas vezes, são transformadas em cuidadores. A vantagem é que se o idoso já estiver familiarizado com ela aceitará mais facilmente a ajuda.

O cuidador treinado e com experiência entra em cena quando a dependência do idoso é maior. Isso ocorre com idosos acamados ou com dificuldades motoras e portadores de demências, que precisam de acompanhamento permanente. O cuidador é alguém preparado para virar o idoso na cama com frequência (no caso dos acamados), dar alimento e água na boca, fazer a higiene, medicar nas horas certas, fazer companhia e zelar pela segurança. Há cuidadores que fizeram o curso técnico de enfermagem e outros que se preparam nos muitos cursos que formam cuidadores. Essas pessoas dão conta da maioria das necessidades dos idosos dependentes. Quando o idoso necessita diariamente de procedimentos clínicos é preciso recorrer a um profissional de enfermagem com prática.

Os centros-dia podem ser usados tanto por idosos saudáveis quanto por aqueles com poucas limitações motoras ou demência leve. Nas casas de repouso particulares o centro-dia recebe pessoas para passar o dia ou o fim de semana. Algumas universidades e serviços públicos de saúde também oferecem centros-dia. O objetivo é tirar o idoso do isolamento, colocando-o em contato com outras pessoas de sua idade enquanto participa de atividades terapêuticas, como jogos, caminhadas e ginástica, dentro das possibilidades de cada um. O centro-dia é a novidade mais interessante dos últimos anos na área de apoio a idosos. Ele tenta enriquecer a vida do idoso sem afastá-lo da família, que passa a ter com quem compartilhar o trabalho. Alguns idosos adoram a ideia; outros não querem nem tentar. Se a família encontrar um centro-dia que lhe inspire confiança e estiver precisando dessa ajuda, vale a pena insistir com o pai ou com a mãe para que ao menos tente passar uma tarde lá. Uma senhora com responsabilidade total pelos cuidados com seu pai me disse o seguinte sobre a tarde que ele passa num centro-dia: "Pode ser por apenas quatro horas na semana, mas para mim é como estar submersa e emergir para respirar. Eu posso respirar de novo, posso seguir em frente."

Gerente de RH

Se seus pais precisam de cuidados constantes e você está encarregado de administrar esses cuidados, pode parecer que arrumou um novo trabalho de tempo integral como gerente de recursos humanos. Você precisa certificar-se de que os cuidadores chegam na hora marcada, cumprem suas tarefas, mantêm um bom relacionamento com seus pais e não saem até que sejam substituídos pela próxima pessoa a assumir as tarefas. E quando esses profissionais são eficientes e você quer mantê-los, tem que checar periodicamente se estão satisfeitos.

Não é fácil assumir esse trabalho de "gerente de RH". Os seus "funcionários" vão trabalhar dentro da sua casa ou da casa de seus pais, ambientes íntimos e sagrados para nós. Pequenos enganos da parte deles podem causar aos familiares grande angústia e frustração. Por isso, reduza suas expectativas.

Ninguém vai cuidar da sua mãe exatamente da forma que você acha que ela merece ser cuidada. Ninguém irá dar a ela a atenção, a devoção e o cuidado individual que você daria ou que acha que ela merece. Ninguém irá tratar da casa dela da forma que você e ela acham que deveria. Isso significa que você terá que aceitar um padrão menos que perfeito e ignorar alguns erros menores ou hábitos irritantes. Você pode tentar várias pessoas, mas esteja pronto a ceder ou terá que contratar e demitir muitas pessoas, o que não é bom para ninguém. A cuidadora talvez seja tagarela demais para o seu padrão ou a empregada pode ser distraída e não ver tudo que deve ser feito, mas se sua mãe se adaptou a ela, reduza suas expectativas e relaxe. Pode ser difícil para um adulto ceder a autoridade sobre os cuidados com seus pais para outra pessoa, mas todos os envolvidos serão beneficiados se os filhos conseguirem fazer isso.

Lembre-se de que um cuidador que é tratado com respeito é mais inclinado a tratar seu pai com respeito. Quando houver um problema, não deduza imediatamente que é falha da pessoa contratada, e quando as coisas estiverem andando bem, mostre sua satisfação.

Ouvi muitos cuidadores profissionais se queixarem da família do idoso. "O vovô é tranquilo, o problema são os filhos" é a frase que resume a situação. Os cuidadores se ressentem de duas posições extremas dos filhos: os ausentes, que passam pouco tempo com os pais e por isso deixam muitas responsabilidades nas mãos do cuidador profissional; e os ansiosos, que se preocupam principalmente com os sinais externos de bem-estar e normalidade do idoso, como a aparência e a alimentação. Uma cuidadora contou que os filhos orientaram que ela limpasse a boca da senhora de quem cuida depois de cada colherada porque a idosa, portadora de Alzheimer, derramava comida e eles não queriam vê-la feia. Segundo a cuidadora, isso torna as refeições lentas e irritantes para a idosa.

Se é a sua mãe que tem expectativas inalcançáveis – se ela nunca fica satisfeita com nenhum cuidador ou empregado doméstico, ressente-se por precisar de ajuda e descarrega isso no profissional que você contratou –, fale com ela. Ela pode estar agindo assim motivada por emoções dolorosas. Tente fazê-la expressar seus sentimentos e faça-a ver que, ainda que a situação não seja a ideal, ela tem que ser aceita. Diga-lhe que você não a está abandonando, que continuará cuidando dela. Quanto ao empregado, ouça-o quando ele tiver queixas a fazer. Se ele achar que a família não compreende a situação, se desmotivará.

Caso seus pais sejam capazes e alertas, eles podem supervisionar os ajudantes. Mas, se não forem, é importante aparecer em horários variados sem avisar ou pedir para outro familiar fazer isso. Observe para ter certeza de que a pessoa contratada respeita o horário, é asseada e organizada, atende às necessidades de seus pais e os trata com respeito e delicadeza. A maioria das pessoas que têm um cuidador profissional trabalhando em casa ou uma empregada doméstica não apresenta queixas. Mas, como em todo relacionamento em que uma das partes é frágil (e pode ser irritante), é preciso estar alerta para sinais de agressão física ou emocional. Se os seus pais forem portadores de uma demência, eles podem fazer falsas acusações. Não os ignore. Procure uma forma de checar a veracidade das queixas. Se houver algo de verdade, troque imediatamente de profissional. Se as queixas não forem verdadeiras, mas seus pais continuarem se mostrando nervosos, você poderá ser obrigado a trocar de cuidador para tranquilizá-los.

Folgas para o cuidador

Na escola, há o recesso. No futebol, o intervalo. No trabalho, faz-se uma pausa para o almoço, pequenas pausas para o café e, mais importante, há férias. No fim do dia, precisamos parar e dormir. Nosso corpo e nossa mente exigem isso. Se você é um familiar-cuidador, os dias que se sucedem parecem iguais. Quartas são iguais aos sábados, que são iguais às terças. Não há pausa, não há férias e nenhum feriado para esperarmos com ansiedade. Você pode se esgotar tocando a vida assim. Você precisa de uma substituição planejada e administrada, assim você terá algo para esperar. É importante para sua saúde física e emocional. É importante para seu bem-estar.

Ninguém consegue empregar sua energia, sua força e seu tempo ajudando outra pessoa, especialmente no exigente papel de familiar-cuidador, sem renovar suas reservas. Cedo ou tarde a energia acaba, as forças acabam. A substituição traz alívio temporário para o cuidador da demanda contínua de acompanhar uma pessoa que depende dele. Essa substituição pode durar algumas horas, alguns dias ou algumas semanas. O seu objetivo é permitir que o cuidador descanse, recarregue suas energias, e lembre-se de que existe uma vida além do cuidado com o seu idoso dependente. (Ter alguém para ficar com sua mãe enquanto você vai ao supermercado é uma ajuda, não uma substituição.)

Para quem olha de fora, é óbvio que o cuidador precisa ser "rendido" de tempos em tempos. Parece uma medida lógica, especialmente quando se trata de uma situação que se prolonga há meses e que não se sabe quanto tempo vai durar. Mas com frequência os cuidadores rejeitam a ajuda de pronto ou criam tantos condicionantes que ela nunca acontece. É aquela filha que diz: "Vou deixar para viajar no fim de semana em que mamãe estiver melhor." Ou o marido que se justifica: "Deixe acabar o inverno e aí eu posso sair, porque ela ficará mais confortável."

Cuidar de uma pessoa doente ou idosa é uma ocupação formada por tarefas e por relacionamentos. Geralmente o cuidador busca ajuda para se desembaraçar das tarefas práticas: como ajudo minha mãe no banho? Que reforço alimentar posso dar ao meu pai? O que poderia ajudar meu marido a dormir melhor? Para o próprio cuidador, é mais fácil focar e falar das tarefas. Quando se trata da necessidade de ajuda, se a situação é temporária, o cuidador descobre que é emocionalmente mais fácil para ele cuidar de tudo com o apoio que estiver disponível. Mas se os cuidados vão se prolongar por tempo indefinido, o cuidador corre o risco de se esgotar e prejudicar sua vida pessoal e sua saúde.

Mesmo que o cuidador seja saudável e capaz de administrar a situação, o relacionamento com a pessoa cuidada é colocado em risco pelo estresse permanente.

Assim como um casal evita passar todas as horas do dia juntos e o mesmo fazem os pais com suas crianças porque sabem que será mais saudável, assim também duas pessoas vivendo sob estresse precisam do frescor que uma separação e uma mudança ocasional dão a elas para manter o relacionamento num nível saudável e carinhoso. Nesse cenário, a presença de uma terceira pessoa, especialmente se for uma presença que ressurge regularmente, dá possibilidade ao cuidador e à pessoa sob cuidados de terem uma nova conversa, verem as coisas sob uma perspectiva diferente e, ocasionalmente, até falarem de seus sentimentos com alguém que os entende bem e em quem confiam.

Em um texto publicado pela Associação Nacional de Familiares-cuidadores dos Estados Unidos, Nancy Carson, uma senhora que trabalha no desenvolvimento de grupos de apoio, afirma que há quatro medos profundos que impedem os cuidadores de tirarem folgas. O primeiro e mais óbvio é o medo de que a pessoa (ou instituição) que irá substituí-lo não fará um bom trabalho, não cuidará do idoso com dedicação e amor. Em outras palavras, tem medo de que algo saia errado. Claro que esse não é um temor irreal – as coisas podem realmente sair erradas. Mas esta é uma razão para ir em busca de ajuda o quanto antes, para se ter à mão o contato com pessoas e instituições confiáveis. Assim, o cuidador terá acesso a uma pessoa competente quando for inevitável que ele se afaste por alguns dias. Afinal, cuidadores também adoecem, ocasionalmente podem ter que ficar no trabalho até mais tarde ou encarar uma viagem inadiável.

O segundo medo citado por Nancy é difícil de ser abordado. É o medo de que o cuidador temporário faça um excelente trabalho e de que o principal se sinta inepto ou desnecessário. É um medo difícil de superar quando acontece com pessoas que tiveram que mergulhar na tarefa de cuidar de um doente sem treinamento para isso, o que é a situação da maioria das pessoas que vivem essa experiência. Geralmente, elas pensam que deveriam saber como fazer tudo, mesmo que não tenham recebido orientação ou treinamento.

Um terceiro medo é que, quando o papel de cuidador for removido, a pessoa se veja num vácuo emocional. Se toda a sua identidade se tornou a de cuidador, quem é você quando não está fazendo aquele trabalho? Se você não tem vida fora de casa, o que fará com seu tempo livre? O tempo livre e a distância física do idoso abrem os olhos do cuidador para essa situação e o obrigam a ver o quanto ela é difícil, e isso pode ser assustador para muitos cuidadores.

Finalmente, há outra força poderosa em ação, que vem de um valor que é fundamental para a saúde das famílias. É o medo de não cumprir nossas responsabilidades e compromissos com as pessoas que amamos. Os Dez Mandamentos falam em honrar pai e mãe. Os votos do casamento são de ser "fiel na saúde e na doença". Tudo isso pode ser traduzido pelo cuidador – seja ele filho ou cônjuge – como "devo cuidar dele (ou dela) 24 horas do dia, nos sete dias da semana".

Cuidadores que não percebem que as demandas da tarefa de acompanhar um doente com frequência atravessam a fronteira entre responsabilidade familiar e responsabilidade pela própria saúde passam maus bocados ao se depararem com suas próprias necessidades frustradas e as consequências para suas vidas.

Uma consequência extrema do descuido do cuidador consigo próprio é vista nas casas e clínicas de repouso. Muitos idosos vão viver nessas instituições porque seu cuidador está esgotado e não tem mais condições de ajudá-lo.

Grupos de apoio

Existe uma forma de ajuda eficiente e gratuita para os cuidadores. Refiro-me aos chamados grupos de apoio, nos quais familiares-cuidadores são recebidos para trocar experiências e falar de seus sentimentos. Eles são organizados por serviços públicos de saúde, hospitais, universidades e associações (Associação Brasileira de Alzheimer e Associação Brasil Parkinson).

Há boas razões para você conhecer esses grupos. Em primeiro lugar, o apoio que há em torno do cuidador, oferecido por familiares e amigos, pode não ser suficiente ou ser inadequado pelo fato de que a maioria das pessoas não sabe exatamente o que está acontecendo. Em segundo lugar, pode haver relacionamentos dentro da família que são parte do problema, e não parte da solução. Em terceiro lugar, as pessoas que participam de um grupo de apoio oferecem umas às outras empatia e não simpatia. Ou seja, elas têm condições de se colocar em seu lugar porque estão passando pela mesma situação. Não é preciso explicar muito para ser entendido. Não é preciso se censurar com medo de expor os sentimentos e chocar alguém porque as outras pessoas do grupo têm os mesmos sentimentos que você. A sensação de segurança dada pela participação nesses grupos tem um efeito revigorante nos familiares-cuidadores que se sentem isolados e sem alternativas.

Grupos de apoio ajudam você a ver que sua experiência não é única, que outros convivem com as mesmas situações difíceis e sentimentos dolorosos. Ouvir outras pessoas relatarem as mesmas dúvidas, os mesmos sentimentos que nós sentimos (e muitas vezes temos vergonha de admitir porque eles nos parecem "errados") pode ser um grande alívio para você. Porque todos vivem situações parecidas, vocês se entendem de uma forma que outros, até mesmo nossos melhores amigos, não podem entender.

O funcionamento é o mais simples possível. As pessoas que quiserem contar alguma experiência podem falar, assim como quem está participando pela primeira vez tem a chance de contar sua história. Os demais participantes fazem seus comentários com base em suas experiências. O clima é de companheirismo e honestidade. Alguns grupos contam com um psicólogo ou assistente social que ajuda a conduzir as conversas.

Depoimento de Normelle Menegassi Mitoso, 61 anos, dona de casa, Curitiba (PR).
1/3/2005

Ouço falar em maus-tratos contra velhos e penso que se eu, que sou filha, às vezes perco a paciência porque meu pai é muito chato, imagine o que aconteceria com um cuidador estranho.

Meu pai viveu com minha irmã até os 83 anos, quando começou a atrapalhar a vida dela, que trabalha em casa. Às vezes ele aparecia no consultório enquanto ela fazia um atendimento e interrompia. Além disso, o marido dela deu um ultimato do tipo "ou ele ou eu".

Ela me chamou e me disse que, se ele não pudesse ficar comigo, teríamos que colocá-lo em uma casa de repouso. Nós, então, tentamos a casa de repouso, que eu achei um lugar muito bom, mas ele não se adaptou. Acho que o incomodava ver os idosos doentes ou com demência que viviam lá. Então eu o trouxe para minha casa. Isso foi há oito anos.

Até um ano atrás, eu ainda pensava às vezes em levá-lo para aquela casa novamente. Mas hoje não tenho coragem. Ele sempre diz que quer morrer em casa e pede: "Não me abandone." Meu pai é do tempo em que os filhos cuidavam dos pais. Ouço falar em maus-tratos contra velhos e penso que se eu, que sou filha, às vezes perco a paciência porque meu pai é muito chato, imagine o que aconteceria com um cuidador estranho. Eu sei que vai ser pior para mim se eu colocá-lo numa casa de repouso.

Meu pai é lúcido pela manhã. Conforme o dia vai passando, vai ficando confuso e nervoso. Ele chama o tempo todo e durante a madrugada grita: "Me ajude, me ajude."

Logo que fiquei viúva, eu viajava para me distrair e ia jogar bingo. Agora, minha vida é toda voltada para meu pai. Se vou ao supermercado, minha preocupação é o que eu tenho que comprar para ele. Tenho pena de preparar um prato de que eu gosto e que ele não pode comer, porque vai sentir o cheiro. Acabo não fazendo.

Há quatro anos contratei um rapaz para me ajudar a cuidar do meu pai durante o dia. Meus irmãos se propõem a ficar com ele à noite, quando eu quiser sair, mas eu nunca os chamo.

Um pouco é culpa minha ter sobrado tudo para mim. Às vezes eu fico revoltada, mas não consigo simplesmente dizer: "Fique com ele amanhã porque eu quero sair." Eu penso que sei tudo que ele quer só pelo olhar dele. Ele virou criança e eu acabei virando sua mãe. Às vezes ele se confunde e me chama de mamãe.

Durante toda a minha vida meu pai foi um estranho para mim. Na minha infância eu morria de medo dele. Quando ouvia falar no bicho-papão, imaginava meu pai. Por isso, foi horrível quando ele veio morar na minha casa e eu tive que cuidar dele. Hoje não é mais assim: eu gosto dele, eu o beijo e abraço. Mas agora ele não parece meu pai, parece outra pessoa. Outro dia ele me perguntou: "Como vai, minha filha?" Foi um espanto, porque jamais eu ganhei algum carinho do meu pai. Ele insistiu na pergunta e depois explicou: "Papai sempre quer saber como vão os filhinhos." Aquilo me fez bem. Antes tarde do que nunca.

Não é que eu queira, mas hoje sou um pouco mãe dele. Isso é instintivo, porque ele virou uma criança. Isso não me incomoda. Pelo contrário, agora eu consigo encarar melhor as coisas e viver melhor.

Nos primeiros cinco anos eu ainda guardava o medo que tive dele desde criança. Eu ia jogar bingo escondida porque ele me vigiava. Meu pai ainda era totalmente lúcido e eu ficava brava quando ele implicava com as pessoas da família que vinham à minha casa. Um dia, minha neta estava ouvindo música e ele mandou que ela baixasse o volume duas vezes e depois ainda a criticou. Naquele dia, pela primeira vez eu tive coragem de enfrentá-lo e disse: "Pai, você está na minha casa. Deixe a menina em paz." Ele pegou a bengala e quis bater em mim. Eu reagi, xinguei. Daquele dia em diante perdi o medo, e funcionou.

Às vezes, faço viagens curtas no fim de semana. Aí eu contrato uma ex-empregada para ficar com ele. Um dos meus irmãos me ajuda financeiramente e uma irmã, que vive em outra cidade, sempre diz que vem visitá-lo, mas nunca vem. Eu até entendo, porque ela tem os filhos dela. Não sei se algum dos meus irmãos poderia ficar com meu pai por alguns dias. Nunca perguntei. Quando ele fez cirurgia para tirar o câncer de próstata, eu me apavorei, e vi que não ia conseguir fazer os curativos. Aí chamei meu irmão, que disse que não sabia fazer. Eu repliquei: também não sei fazer. Expliquei o que sabia e deixei por conta dele. Nesse caso, fui clara porque era algo que se chocava com os meus limites. Ele tem úlcera varicosa na perna e precisa trocar o curativo diariamente. Disso eu cuido, e meus irmãos saem de perto quando eu vou trocar o curativo.

Hoje tomo fluoxetina para encarar a vida melhor. Cheguei a ficar mal, com depressão. Meu enteado, que é médico, notou porque me viu chorando e eu não sabia explicar por quê. Melhorei com a medicação, mas ainda choro quase todos os dias ao observar a decadência dele, que está definhando. Ontem ele estava triste. Eu não sei o que é pior: quando ele está normal e me chama o dia inteiro ou quando está mergulhado na tristeza. Ele se queixa muito. Diz: "A minha vida está muito dura." Eu respondo: "Esse é o preço da velhice. Infelizmente a gente paga um preço por viver." É triste de ver. Ele está com escaras nas costas, usa fraldas. Antes gostava de ler, agora não consegue mais. Diante de tudo isso eu deixei de pensar em mim. Agora meus passeios são ir ao supermercado e à farmácia. Me distraio procurando onde a fralda está mais barata. Deixei de ler. Eu assinava canais de filmes e desisti porque nunca podia ver o filme todo sem várias interrupções.

Mesmo diante de tudo isso, quando ele está muito fraco e eu penso que não viverá mais um dia, fico desesperada.

Eu sinto que não vou cuidar dele por muito tempo. Às vezes alguém me diz: "Deixe a natureza se encarregar dele, não o cerque de tantos cuidados." Eu não posso fazer isso. Ele não quer comer, mas como vou deixá-lo definhar sem alimentação, sem fazer nada?

Às vezes ficava com raiva dele, xingava-o, e depois me arrependia e chorava. Hoje isso não acontece mais porque estou vendo a decadência dele e não tenho mais coragem de brigar. Uma vez eu dei uma bronca no pai porque ele não parava de gritar durante a madrugada. Os olhos dele se encheram de lágrimas. Fiquei arrasada, abracei-o e disse que ele me forçava a fazer coisas que eu não queria fazer.*

*João, o pai de Normelle, faleceu em abril de 2005. *(N. da A.)*

13
A difícil decisão: casas de repouso e clínicas

Quando é que aquilo tinha acontecido, quando é que seus pais tinham virado crianças que iam para a cama cedo e gritavam pedindo ajuda do alto da escada? Quando é que aquilo tinha acontecido?

Jonathan Franzen, em *As correções*

Numa certa altura da vida, os filhos podem ter que decidir onde os pais vão morar. Isso acontece quando a pessoa idosa perde autonomia em consequência de doenças ou da idade muito avançada. A solidão da Terceira Idade, quando os filhos estão ocupados com suas próprias famílias e muitos parentes e amigos já morreram, é devastadora como uma doença e empurra o idoso para a depressão. Essas duas situações exigem um rearranjo na vida da família para acomodar as necessidades de alguém que precisa de ajuda.

Em se tratando de idosos saudáveis, é deles a última palavra sobre o endereço em que vão viver. Impor a opinião dos filhos costuma ter resultados desastrosos. Para essas pessoas, a família deve estar presente para dar apoio, propor adaptações, ajudar nos aspectos práticos.

Mas quando o próprio idoso não está em condições de tomar a decisão, cabe aos familiares intervir e enfrentar o peso de uma escolha que é sempre difícil. Difícil porque o estado de saúde do pai limita as opções – talvez ele não possa mais viver sozinho porque não se alimenta bem e seu andar claudicante faz com que caia com facilidade; talvez a mãe não possa mais morar conosco porque precisa de acompanhamento constante e não há ninguém na família disponível para cuidar dela nem recursos suficientes para pagar cuidadores profissionais. Ou se trata de uma vovó saudável, mas as limitações trazidas pela idade tornam impossível deixá-la só. Ou de um vovô que não se adapta à casa do filho ou a família do filho não se adapta ao vovô.

Os familiares próximos do idoso querem dar o máximo de atenção e carinho, mas têm limitações impostas pela vida pessoal (o restante da sua família também precisa de atenção) e pela profissão, além de terem seus próprios limites físicos e emocionais (a rotina dura empurra o familiar-cuidador para a estafa e a depressão). Em algumas famílias, a personalidade e o comportamento do idoso criam dificuldades e, por isso, não é fácil encontrar o lar adequado para ele. Sejam quais forem as circunstâncias, os familiares não devem fugir da necessidade de avaliar periodicamente as condições do idoso e de tomar providências sob o risco de enfrentarem consequências difíceis mais adiante.

Por que a família precisa avaliar a situação do idoso, por que intervir na vida dele? Porque os idosos tendem a esconder suas necessidades que estão relacionadas com a perda de capacidades, perdas naturais no processo de envelhecimento. As pessoas sofrem com as limitações que o tempo lhes impõe e preferem disfarçá-las ou ignorá-las na esperança de tocar a vida da forma como sempre fizeram, de se manterem independentes. Até mesmo portadores de demências agem assim: na fase inicial da doença ainda são capazes de esconder suas confusões.

As pessoas idosas que vivem sós e estão empenhadas em manter o controle sobre suas vidas podem não perceber com clareza o que está acontecendo em torno delas. Podem não notar que suas roupas estão sujas, que a casa está caótica ou que estão se alimentando mal. Uma fisioterapeuta com experiência no acompanhamento de portadores de Alzheimer resumiu assim a situação de seus pacientes: "Eles esquecem o quanto andam esquecendo e por isso não se dão conta do impacto da doença." Se a família mantiver contato, vai perceber o surgimento de novas necessidades e até poderá se antecipar a algumas delas tomando providências que preservem a qualidade de vida e a dignidade do idoso. Voltando à situação que citei, não é porque o vovô anda pouco asseado e sua casa está caótica que se deva forçar uma mudança. Algumas medidas simples podem ajudá-lo. E se ele recusar a ajuda, mesmo assim não há motivo para a família se alarmar – em última instância, se a bagunça ou a falta de banho não afetam sua saúde nem seu bem-estar, é melhor os filhos aceitarem as escolhas dele. Mas se o vovô come mal (ou esquece seus medicamentos, ou sai de casa e se perde, ou esquece de pagar as contas), é hora de tomar providências.

Filhos e cônjuges às vezes escorregam na avaliação que fazem da situação do idoso porque menosprezam os sinais de declínio. Ou porque vão se acostumando com as mudanças ou porque estão num processo de negação. É doloroso reconhecer que aquele adulto autossuficiente com o qual convivíamos não é mais capaz de cuidar de si próprio. Para os filhos, a nova situação implica a perda de liberdade e flexibilidade e exige que desenvolvam estratégias para dar conta das tarefas que vão ter que assumir. Quando se percebe que os idosos precisam de um novo arranjo, vem a hora de encarar a decisão mais difícil para pais e filhos.

O problema é relativamente novo. Era tradição na sociedade brasileira que os pais fossem viver na casa de um dos filhos ou que uma filha solteira cuidasse deles até o fim e então se instalasse, ela própria, na casa de um dos irmãos casados. Hoje, essa fórmula não se aplica facilmente porque, mesmo na casa de um filho, o idoso que perdeu a autonomia pode não encontrar a ajuda de que necessita: quem cuidava e fazia companhia para os idosos era a filha ou a nora, que era dona de casa em tempo integral. As famílias tinham muitos filhos, que garantiam o movimento constante na casa. Hoje os filhos são poucos e a esposa também trabalha fora. E mais: a sociedade se tornou individualista e as pessoas estão menos dispostas a fazer sacrifícios por um familiar, mesmo um familiar tão importante quanto o próprio pai ou a própria mãe. Se somarmos a isso a conquista de uma longevidade maior, teremos um quadro em que mais pessoas viverão até o ponto de necessitarem de algum tipo de ajuda nas tarefas diárias e menos pessoas estarão disponíveis para ajudar.

Em geral, os idosos querem continuar vivendo em suas casas. Eles temem as dificuldades de adaptação, no caso de se mudarem para a casa de um filho, e rejeitam a ideia de ir morar numa casa de repouso, que é vista como o último retiro dos abandonados. É consenso entre os profissionais que trabalham com a Terceira Idade que a manutenção da vida independente deve ser estimulada e que é preciso criar serviços de apoio para que os idosos possam continuar em suas casas. Há duas razões por trás dessa linha de raciocínio que vigora hoje no Brasil e em outros países. Uma é econômica (a internação é cara) e a outra é comportamental: o idoso que mantém sua independência, vivendo na sua comunidade e perto da família, se mantém mais saudável. A internação numa boa casa ou clínica de repouso garante cuidados ao idoso, mas, se ele ainda não precisa desses cuidados, eles não lhe farão bem, porque ferirão o que resta de sua autonomia e tirarão as tarefas que o mantinham ocupado. A situação é diferente para os idosos com um nível alto de dependência, que precisam de atendimento integral e constante, como acontece com doentes de Parkinson e Alzheimer em fases adiantadas das doenças e idosos que tiveram AVC ou isquemias. Nesses casos, é difícil que os familiares sozinhos tenham condições de assumir todas as tarefas, e a contratação de profissionais para fazer atendimento 24 horas é muito custosa. Mesmo nessas famílias, a clínica ou casa de repouso é vista como último recurso.

Se é verdade que os idosos preferem viver em suas próprias casas, também é verdade que poucos fazem planos para garantir que terão condições de viver como querem, e muitos recusam a ajuda oferecida. Por sua vez, os filhos adiam a hora de enfrentar a situação. Isto porque tomar uma decisão implica avaliar alguns fatores, como a situação financeira do idoso e de seus familiares, as características da casa e quem poderá auxiliá-lo em tarefas diárias. São análises que estão longe de serem simples, especialmente quando há vários irmãos, genros ou noras opinando. Quando se trata de um casal, geralmente o cônjuge em melhor estado de saúde assume o comando da situação. Se os dois têm idade avançada, é provável que precisem de alguma ajuda dos filhos. Por exemplo, para administrar contas e fazer compras.

De tempos em tempos é necessário avaliar se o idoso está bem e seguro vivendo sozinho. Ao fazer isso é preciso ter em mente que perda da visão e da audição, memória fraca, incontinência e depressão não são aspectos normais da velhice. Em muitos casos, se não em todos, eles podem ser tratados para que, ao menos, sejam suavizados. A incapacidade da família em identificá-los como tratáveis coloca o idoso sob o risco de enfrentar um declínio funcional que poderia ser evitado. Em se tratando de pessoas que vivem sozinhas, isso é muito importante. Você ou seus pais devem conversar com o médico sobre esses problemas. Se o médico desconsiderar a queixa, consulte outro profissional, de preferência um geriatra. Os próprios médicos reconhecem que muitos deles têm pouca familiaridade com os assuntos da Terceira Idade.

É importante equilibrar a segurança do idoso com a necessidade dele e do cuidador de manterem suas independências tanto quanto possível. Para isso é interessante ouvir o próprio idoso e outros membros da família e consultar profissionais acostumados com o dia a dia de um idoso dependente. Atenção: mesmo que você acredite que o idoso pode viver só, preste atenção nos desejos que ele expressa; se ele teme ficar sozinho, pode ser um sinal de que sabe que não será capaz de lidar com emergências que eventualmente aconteçam. Por outro lado, aceite o estilo de vida de seu pai ou sua mãe, mesmo que ele lhe pareça inadequado.

Se o único problema que você vê na casa de seu pai são as pilhas de jornal que ele insiste em guardar na sala (um número impressionante de idosos faz isso!) ou se fica preocupado com a obsessão da sua mãe por limpeza, peça a opinião de outra pessoa. Pode ser que a sua vontade de dar o melhor a eles esteja fazendo com que você imponha seus próprios padrões. Você tem que respeitar os desejos de seus pais enquanto eles são mentalmente e fisicamente capazes de cuidar-se: impor o que você acha melhor acaba por tirar deles a vontade de viver, e aí a dependência vem a galope.

Alguns cuidados podem ser tomados para ajudar o idoso a manter sua independência. Modificações podem ser feitas na casa para torná-la mais segura e o idoso pode adotar uma bengala ou um andador para caminhar com mais segurança. Quem tem condições financeiras e vive em grandes cidades pode optar por um *flat* especializado em Terceira Idade, que oferece serviços de limpeza e alimentação.

Caso o estado de saúde do idoso não exija atendimento especializado, a presença de um cuidador ou de uma empregada doméstica basta para garantir que a pessoa terá assistência se sofrer um acidente (como as temidas quedas, que empurram muitos idosos para dentro dos asilos), que será lembrada de tomar seus medicamentos e que terá alimentos frescos na mesa. Ou seja, resolve-se o aspecto prático e aos familiares cabe prestar mais atenção ao amparo emocional.

Um possível obstáculo a esse arranjo é a vontade do próprio idoso. Muitos resistem com obstinação à presença de uma pessoa dentro de casa para ajudá-los. Brigam com o cuidador contratado para acompanhá-los, encontram defeitos no trabalho da empregada, exibem um humor péssimo até que os filhos demitam quem tinham contratado. Por trás dessa recusa pode estar o medo de conviver com um estranho, ou a vontade de garantir a atenção dos filhos, ou, ainda, a negação das próprias limitações. Às vezes o declínio físico acontece tão rapidamente que o idoso precisa de tempo para processar as mudanças que está vivendo.

É melhor confrontar o idoso com a realidade (os riscos que corre ficando sozinho, a impossibilidade de a família estar sempre presente) e apresentar os ganhos que terá com a presença de um ajudante dentro de casa (condições de manter sua autonomia, segurança). Eventualmente, ele pode ser persuadido a abrir mão de um pouco de independência para preservar o resto dela.

Em se tratando de Terceira Idade, não existe estabilidade que dure muito tempo. As condições de saúde física e mental mudam e exigem adaptações. A filha que cuidava sozinha da mãe não dá mais conta da tarefa. O marido que zelava pelo bem-estar da esposa pode começar, ele próprio, a precisar de ajuda. Uma enfermeira não basta para ajudar a vovó e mais uma profissional terá que ser contratada.

Casas de repouso

Em geral, é quando a complexidade dos cuidados aumenta que a família procura alternativas. Se o idoso passa muito tempo acamado ou é portador de uma demência, ele não pode viver sozinho e requer os cuidados de um profissional, seja um cuidador ou uma enfermeira. É hora de levar o pai ou a mãe para viver conosco? Ou mudamos nós para a casa deles? Algumas pessoas continuam evitando até mesmo pensar em clínicas ou casas de repouso (a palavra asilo causa um mal-estar maior ainda). Acham que seria uma crueldade com o pai, temem que a mãe conclua que ninguém se importa com ela, preocupam-se (geralmente sem se dar conta) com o que o resto da família vai dizer.

Se outras alternativas já foram tentadas sem bons resultados ou se a situação indica que é hora de pensar em um serviço especializado, existe a opção das casas ou clínicas de repouso (as casas não oferecem procedimentos de enfermagem; as clínicas sim). A pergunta que o cuidador deve se fazer nesse momento é "Eu estou pronto para isso?" Quem vai mudar de casa é o idoso e ele pode até resistir à ideia, mas a situação estará nas mãos da família: é ela que terá que explicar ao idoso a razão da mudança, que lhe dará apoio para que não se sinta abandonado. Principalmente, é a família que enfrentará seus próprios fantasmas – a culpa, a vergonha – e a má vontade de pessoas próximas, que aparecerão para criticar. É hora de deixar de lado o que os vizinhos irão pensar, o que os parentes irão dizer, e descobrir o que você mesmo vai pensar de você, porque, tomada a decisão, terá que viver bem com ela para sempre.

Se o idoso participar da decisão e se convencer de que uma moradia para idosos é um bom lugar para ele, a mudança acontece de forma fácil. Conversei com duas pessoas nessa situação enquanto visitava as casas especializadas para escrever esse capítulo. Um deles, um senhor austríaco de 80 anos, viúvo, teve a ideia de procurar uma casa de repouso porque se deu conta de que não podia mais viver só no seu apartamento no centro de Curitiba quando caiu na cozinha e quebrou uma perna. Teve muita dificuldade para pedir socorro e ficou com medo de passar por aquilo de novo. Seu único filho vive em Porto Alegre e queria levá-lo para lá. Como não se sentia disposto a enfrentar uma cidade nova, escolheu uma casa "sem jeito de hospital", como ele definiu, e instalou no seu quarto alguns móveis do antigo apartamento. Parecia tranquilo e satisfeito com o novo endereço.

A outra pessoa que encontrei numa situação semelhante era um homem bem mais jovem – um mato-grossense de 65 anos que tinha se aposentado havia pouco tempo. Sem família, escolheu viver na casa onde sua mãe vivera seus últimos anos. Lá, ele passa os dias conversando com os funcionários e fazendo brincadeiras com os outros moradores. O fato de seus colegas estarem muito mais doentes que ele parecia não o incomodar (quando conversamos, ele era o único que tomava sol no pátio sem usar uma cadeira de rodas).

Casos como os desses dois senhores são raros. Se os relato aqui é porque acredito que se tornarão mais comuns à medida que houver mais opções de moradias para os idosos saudáveis. Em geral, o idoso vai para um desses abrigos porque não tem outra opção ou porque não está mais tomando decisões sozinho. A perda da casa e a adaptação ao novo espaço, mais a carga emocional negativa que os asilos têm para os brasileiros, maltratam o idoso.

Maltratam também os familiares. Os relatos que ouvi de filhos que levaram seu pai ou sua mãe para viver numa dessas casas incluíam frases como "foi tão duro quanto enfrentar a morte" ou "quando ia vê-la eu chegava lá passando mal e saía me sentindo pior ainda". Uma senhora me contou que ficava arrasada cada vez que levava a mãe octogenária para passar o fim de semana numa casa de repouso (para que ela própria pudesse descansar e conviver com seu marido e suas filhas). A proprietária de uma clínica me disse que, ao conversar com alguns filhos que vão até lá fazer visitas, percebe que eles estão sofrendo mais que o idoso. Outros fatores contribuem para aumentar esse sofrimento, além da culpa mal resolvida dentro dos filhos, da tristeza que sentem por ver os pais tão debilitados, da preocupação com eles. É que alguns idosos vivem bem na clínica mas não superam o ressentimento por estarem lá. "Vingam-se", por assim dizer, queixando-se muito e até assumindo um ar mais abatido quando seus filhos chegam. Às vezes entram em cena parentes que estavam distantes, mas revelam um súbito e sórdido interesse no idoso quando descobrem que ele está num asilo. Visitam-no e depois procuram os filhos dele para contar como o acharam abatido e malcuidado.

Um estudo feito pela escola de Medicina da Universidade de Pittsburgh, nos Estados Unidos, analisou o quadro emocional dos familiares-cuidadores de doentes de Alzheimer internados em casas especializadas. A conclusão do estudo é que "cuidadores que colocam seus familiares em uma instituição continuam a se sentir perturbados pelo sofrimento e declínio das pessoas queridas e têm que enfrentar novos desafios, como as visitas à clínica, o pouco controle sobre os cuidados oferecidos ao idoso e novas responsabilidades, como a de coordenar e monitorar os cuidados".*

Se o internamento numa casa especializada é uma opção tão difícil para os filhos amorosos, por que alguns optam por ele? Porque esgotaram as outras alternativas. O que obriga o cuidador a tomar uma decisão é a sua própria limitação física, emocional e financeira. É um processo em cadeia: a saúde do idoso se deteriora e ele passa a precisar de mais cuidados; o cuidador tem que dedicar mais tempo, mais esforço físico, mais paciência ao idoso; o cuidador tem cada vez menos tempo para descansar e para cuidar das outras áreas de sua vida. Ele passa a sofrer de estafa ou depressão e essa situação o impede de cuidar direito do idoso.

Nos casos em que o idoso necessita de auxílio permanente, chega-se a um ponto em que a internação se torna mais barata que a manutenção do doente em casa. Enfermeiras ou cuida-

*Richard Schulz, diretor do Center for Social and Urban Research at the University of Pittsburgh School of Medicine. Publicado no site do Fisher Center for Alzheimer's Research Foundation em 30/8/2004. (*N. da A.*)

dores se alternando dentro de casa para cobrir as 24 horas do dia representam não só um gasto muito elevado, mas também um desgaste para o familiar encarregado de administrar essa equipe. Há casos em que o cuidador também é idoso (o cônjuge, a nora ou filha) e tem problemas de saúde. Em se tratando de casais, não é raro ver os dois irem viver numa casa de repouso porque um deles está muito debilitado ou demente e outro não dá mais conta dos cuidados necessários. Casais apresentam dificuldade especial em se reinstalarem na casa de filhos.

A maior parte da clientela das casas que atendem à classe média é composta por pessoas de saúde debilitada e portadores de demências. Segundo o relato dos administradores, na situação-padrão alguns membros da família mantêm contato com o idoso fazendo visitas semanais. Nas moradias de preços mais modestos e estrutura mais precária, ao contrário, encontram-se muitos idosos menos debilitados que utilizam a casa como uma espécie de pensionato. A maioria deles está desligada das famílias.

No Brasil, a mão de obra é relativamente barata e por isso muitas famílias optam por cuidar do idoso dependente em casa. Isso se deve também ao fato de haver poucas opções em termos de casas e clínicas especializadas. Nos estados do Rio de Janeiro e de São Paulo há clínicas que atendem apenas portadores de demências ou de sequelas e, no outro extremo, casas que oferecem serviço de hotelaria para idosos saudáveis. São exceções. Na maioria dos estados brasileiros os serviços são básicos, e idosos saudáveis e incapacitados convivem no mesmo espaço, às vezes no mesmo quarto. É uma situação que desagrada às pessoas que chegaram à Terceira Idade com boa saúde. O ambiente deve estar de acordo com a realidade do idoso para não submetê-lo a um desgaste emocional desnecessário. Isto deve ser levado em conta na hora de escolher uma casa. Enquanto para o idoso com alto grau de dependência deve-se buscar uma casa com atendimento 24 horas e mão de obra treinada, para os que são saudáveis é importante que o ambiente seja acolhedor e animado – um lugar que lembra um hospital é a última coisa que um octogenário saudável quer para passar seus últimos anos.

Na casa dos filhos

Algumas soluções tradicionais sobrevivem. Alguns filhos levam o pai idoso para viver com eles. Outros nunca deixam a casa dos pais e colocam em segundo plano a busca de um parceiro para construir sua própria família. Segundo um estudo do Ipea,* 3,3% dos domicílios brasileiros abrigam um idoso na condição de parente (pais, sogros ou outro tipo de familiar do chefe da família). Em outros 20,9% dos domicílios, o idoso é o chefe de família. É razoável supor que muitas daquelas famílias em que um filho adulto permaneceu em casa (ou voltou para casa) para fazer companhia para os pais entram nesse segundo grupo: o filho coloca o pai ou a mãe como chefe do domicílio, ainda que na prática seja ele quem administra a casa.

Esta última situação envolve uma acomodação natural dentro da família. Quando o pai ou a mãe precisar de cuidados, o filho que vive com eles será o cuidador "natural" aos olhos dos pais e dos outros filhos. Por sua vez, ele tenderá a assumir as responsabilidades que surgirem e, quando se der conta, terá se tornado o cuidador principal. Quando o filho-cuidador é casado, em geral é a esposa dele que assume as tarefas.

A situação é bem mais complicada se o idoso tiver que se mudar para a casa de um dos filhos. Nesse caso, os dois lados vão passar por um processo de adaptação em que pesarão hábitos, personalidades e o relacionamento que tiveram ao longo da vida. Levar o pai ou a mãe para a nossa casa é um gesto

*Ana Amélia Camarano (org.), *Os novos idosos brasileiros – Muito além dos 60?* Rio de Janeiro: Editora Ipea, 2004. (*N. da A.*)

generoso, mas nem sempre é a melhor opção. Se for necessária uma mudança de cidade, o idoso é afastado de tudo que lhe era familiar. É preciso pensar também o que se terá que fazer por seu pai e como isso irá afetar sua vida. Você será a única companhia dele? Seria melhor mantê-lo onde está, aumentar a rede de assistência em volta dele e visitá-lo com mais frequência? Longe de seus referenciais, o idoso torna-se muito dependente da família do filho que o abrigou.

A mudança envolve um comprometimento de toda a família e, por isso, é preciso pensá-la com cuidado antes de fazer o convite. A verdade é que não são todas as pessoas que conseguem viver com um parente (seja ele jovem ou velho) quando já estão, elas próprias, com suas vidas consolidadas. Tentar essa opção quando você sabe que ela tem poucas chances de funcionar é pior que não tentá-la, porque perturba a vida de seu pai (ou de sua mãe) e deixa em todos a sensação de fracasso. Nada pior para um idoso do que sentir que incomoda o filho, sentir-se menosprezado ou rejeitado. Outra armadilha dessa situação é que, ao ter todas as suas necessidades atendidas, a pessoa de idade é menos exigida e perde autonomia. Se ela é saudável, deve ter tarefas dentro da sua nova casa, mesmo que sejam simples. Uma experiência bem-sucedida me foi relatada por uma família de Recife. O velho pai me contou que suas tarefas na casa da filha eram checar se as contas estavam sendo pagas em dia e anotar todos os valores e contratar profissionais para fazer a manutenção do imóvel (eletricista, jardineiro, pintor). Sua filha, por sua vez, disse que não discutia as escolhas e decisões dele. "Não adianta eu pedir ajuda e querer que ele faça as coisas do meu modo", explicou.

Além de sondar os próprios sentimentos, o filho que pensa em trazer os pais para viver com ele precisa conversar com sua esposa e seus filhos e avaliar com cuidado o espaço que tem a oferecer. Um imóvel grande, onde o idoso pode ter seu quarto e seu banheiro, facilita a adaptação, assim como as edículas ou "puxadinhos", que os brasileiros costumam construir em suas casas para ganhar espaço.

Se há boa aceitação da família e um cantinho confortável, a experiência é das mais enriquecedoras. A convivência é benéfica para as crianças e adolescentes, e se os avós forem saudáveis poderão ajudar a cuidar dos pequenos.

Qualquer filho que vive com os pais idosos, seja porque nunca se separou deles ou porque os trouxe para sua própria casa, precisa prestar atenção em seus próprios limites, precisa se preservar. Como diz a paranaense Maria Tereza em seu depoimento, você não sabe quanto tempo a mãe tem de vida. Talvez sejam muitos anos, nos quais você será sempre muito solicitado. Por isso é melhor reservar forças. Isso se faz descansando apropriadamente, evitando assumir mais tarefas do que se pode tocar, dedicando tempo para outras atividades que são importantes para você.

Os demais filhos e parentes tendem a ver a situação como resolvida: aquele que vive sob o mesmo teto está cuidando do pai ou da mãe. E ponto final. Não é bem assim. Uma pessoa sozinha não dá conta de cuidar de um idoso dependente. Se insistir nessa estratégia, ficará doente, como tantos outros familiares-cuidadores que caíram nessa armadilha. Quando o idoso apresenta algum nível de dependência, é preciso convocar a família para ajudar. Outros filhos podem levar o pai para passar o fim de semana em suas casas ou, se moram em outra cidade, passar temporadas mais longas durante as férias da família.

Quando a doença dos pais exige muitos cuidados, mantê-los em casa implica montar uma estrutura paramédica. Se há recursos, contratam-se profissionais que se revezam ao lado do doente. Ninguém aguenta muito tempo se tiver que acordar de duas em duas horas para virar a mãe na cama (isso é necessário para evitar escaras em quem está acamado há muito tempo) como fazem algumas filhas-cuidadoras que me contaram suas histórias. Elas acabam com depressão.

Não existe opção perfeita. Umas vão exigir mais da família, outras vão ser mais difíceis para o idoso. Umas são caras; outras, incompletas. Não existe opção perfeita porque todas elas implicam reacomodar uma pessoa na fase da vida em que todos somos menos abertos a mudanças. Porque o principal interessado (o idoso) está limitado pelo declínio de seu corpo e quem pode ajudá-lo (o filho) tem que lidar com emoções contraditórias.

Depoimento de Alberto Saulz, 70 anos, bancário aposentado, Rio de Janeiro (RJ). 9/5/2005

Hoje vivo melhor que antes de ver a velhice da minha mãe. Estou me preparando para a minha própria velhice.

Cuidei da minha mãe durante oito anos. Ela morreu no dia em que completei 70 anos. No início, minha mãe estava muito debilitada: tinha pressão alta, artrose e um problema renal. Veio morar comigo porque estava tomando muitos medicamentos e se alimentava mal. Nessa época ela estava com 82 anos e morava com uma empregada doméstica.

Descobri que mamãe estava com depressão e por isso não comia. Tratamos a depressão com alguma dificuldade; ela não se deu bem com os medicamentos. Quando achei que ela estava melhor, vieram outros problemas. Minha mulher e meus filhos começaram a ter conflitos com mamãe. Eram coisas bobas, mas que na época pareciam muito chatas, como o hábito dela de dormir – e roncar – na sala quando as pessoas assistiam à TV.

Ela comia várias vezes ao dia, mas sempre em pequenas quantidades. Por isso, deixava pedaços de frutas na mesa da sala ou da cozinha, ou copos com leite ou suco por todo lugar.

Pedi paciência e minha família concordou que eram pequenas bobagens e acabou se adaptando.

Então, a saúde dela se debilitou. Ela praticamente parou de se mover. Ia da cama para o sofá, que era onde muitas vezes fazia as refeições. Tomar banho virou um sacrifício para ela. Tinha uma dor fraca mas constante nas juntas. Por isso preferia ficar quieta. Um dia, caiu quando ia abrir a porta para minha filha, que tinha esquecido a chave; o cachorrinho passou no meio das pernas dela e ela perdeu o equilíbrio. Não quebrou nenhum osso, mas ficou toda dolorida e com manchas roxas. Minha filha, que era a dona do cachorrinho, viu o tombo acontecer e achou melhor levar o bichinho embora.

Assumi sozinho os cuidados dentro de casa. Não quis pedir ajuda para minha mulher e meus filhos porque achei que eles já estavam fazendo sacrifícios para aceitar minha mãe em casa. Meu irmão, que mora em Niterói, levava mamãe para passar os fins de semana na casa dele, o que já me ajudava. Durante a semana, eu me encarregava de dar a medicação e as refeições principais. A empregada ficou encarregada de oferecer os lanchinhos.

Nos dois últimos anos minha mãe estava fraca, mas bem de espírito. As dores diminuíram e isso melhorou seu ânimo. Pediu para não tomar tantos medicamentos (ela chegou a tomar 14 comprimidos por dia!) e tiramos alguns deles. Curioso foi que ela deixou de tomar um medicamento que a fazia dormir. Ela preferiu passar algumas noites acordada e só de vez em quando tomava o remédio.

Nessa época mamãe aceitou passear de cadeira de rodas. Eu a levava de duas a três vezes por semana. Costumávamos sentar juntos às mesas de um botequim perto de casa e conversar com quem estivesse por ali. Eu também lia o jornal para ela. Minha própria vida estava entrando num ritmo mais lento e por isso não me incomodei de passar aquelas horas "arrastadas" com ela.

Minha mãe morreu aos 90 anos. Sinto falta dela. Meu amor cresceu naqueles oito anos. Ou talvez tenha sido renovado, não sei ao certo. Olhando para aquela velhinha tão frágil, tão magra (ela morreu pesando 44 quilos), sempre lembrava que era a mesma mulher que trabalhou como bordadeira refinada, que era uma senhora elegante e mãe cuidadosa.

Entendi melhor a natureza humana, o que somos realmente, e não o que queremos acreditar que somos. Acho que não teria outro jeito de aprender o que aprendi. Somos frágeis e nada nos pertence, nem nosso corpo nem nossa inteligência. Hoje vivo melhor do que antes de ver a velhice da minha mãe. Estou me preparando para a minha própria velhice.

14
Filhos que vivem longe dos pais

A teoria de que se não há notícias é porque está tudo bem não se aplica a pais idosos. Muitos pais não dirão a seus filhos o que está errado por várias razões. Eles não querem incomodar seus filhos, temem que estes promovam mudanças que eles não querem ou acreditam que o que está errado vai acabar.

Lynnita Mattock, em *When Our Parents Need Us*

Ângelo é comerciante, tem quase 50 anos e vivia em Recife. Passava longos períodos sem ver a mãe, que mora em São Paulo. Em busca de tratamento para um problema de saúde, hospedou-se por alguns dias na casa dela. Lá também viviam duas irmãs do comerciante. Os outros cinco irmãos estavam todos em São Paulo e visitavam a mãe nos fins de semana.

Assim que chegou, Ângelo começou a notar coisas estranhas. A mãe lhe serviu arroz queimado, não lavava direito as panelas, usava roupas sujas e parecia nunca tomar banho. Algo estava errado, pensou Ângelo. Mas a naturalidade com que as duas irmãs seguiam suas vidas – é verdade que elas passavam pouco tempo em casa – fez o rapaz duvidar de si mesmo: "Será que estou exagerando?" Como a mãe parecia malcuidada, achou melhor checar com os outros irmãos. Sim, eles haviam notado, mas achavam que não havia razão para se preocupar.

"É a idade." Ângelo levou a mãe a um médico e descobriu que ela tinha Alzheimer.

Essa história é verídica e foi relatada pelo próprio Ângelo, que se mudou para São Paulo para cuidar da mãe. Ela ilustra bem uma situação vivida por filhos que vivem longe dos pais: quando se aproximam, depois de um período de ausência, veem com clareza as mudanças de comportamento dos idosos. Não quero dizer com isso que os filhos próximos fiquem tão insensíveis a essas mudanças como os irmãos de Ângelo. A maioria dos que veem seus pais constantemente nota as mudanças de comportamento, ainda que as alterações que acontecem muito gradualmente às vezes passem despercebidas. (No caso dos irmãos de Ângelo, havia uma forte negação, que persistiu após o diagnóstico da doença, quando nenhum deles assumiu os cuidados com a mãe, deixando a tarefa totalmente nas mãos do rapaz.)

Muitas pessoas passam por experiência semelhante: vão visitar os pais idosos e notam sinais de que eles estão precisando de algum tipo de suporte. É raro que se perceba isso a distância porque os pais tendem a poupar o filho que está longe, lhe dando respostas evasivas ao telefone. Ângelo ligava sempre para a mãe e para os irmãos, mas isso não o ajudou a tomar conhecimento da realidade. Só a visita permitiu que descobrisse o que estava acontecendo.

É como se o filho adulto voltasse para sua casa depois de um feriado passado com os pais e se perguntasse: "Quando foi que eles ficaram velhos?"

Mesmo que o idoso seja saudável, é recomendável que os filhos adotem alguns cuidados para ter como ajudar a distância. A melhor estratégia nesses casos é munir-se de informação. Se o pai tiver um problema grave de saúde, qual é o melhor hospital para interná-lo? Qual o telefone do médico que cuida dele? E do vizinho mais próximo? É uma questão de antecipar problemas para poder fazer algo quando for necessário.

Com idosos doentes o quadro é outro. Cuidar de alguém com a saúde fraca é pesado, tanto para quem vive no mesmo prédio quanto para quem está no outro extremo do país. A distância torna o desafio mais complicado. A sensação de impotência e o sentimento de culpa maltratam os filhos que se importam com seus pais. "Procuro fazer o máximo, dentro das minhas possibilidades, mas fico com o sentimento de que o que faço é pouco diante de tantas carências", diz Lenilde, que mora em Salvador e tem seus pais em Mogi das Cruzes.

As conversas por telefone pontuadas por perguntas específicas ("Você está sentindo dor hoje?") ajudam o filho a acompanhar situações que ele já conhece e a demonstrar preocupação e carinho. Porém, só com visitas terá condições de observar e avaliar a realidade dos pais. Para muitas pessoas é difícil abordar os problemas que podem acontecer; é uma espécie de superstição, como se falar de doença e morte atraísse a má sorte. Mas é hora de saber o que os pais querem para si no caso de precisarem de um internamento, por exemplo. É mais inteligente não esperar pela crise, como um acidente vascular ou uma queda, para iniciar essas conversas e para providenciar assistência.

Há alguns sinais de alerta que indicam que uma pessoa idosa está precisando de assistência:

O idoso parece instável quando fica em pé ou tem marcas roxas na pele provocadas por quedas? Quedas são muito comuns na Terceira Idade. Os idosos sabem disso e alguns iniciam inconscientemente um círculo vicioso: temem cair e se machucar e por isso acabam restringindo suas atividades, o que os torna mais fracos e, portanto, mais sujeitos a quedas.

Ele parece mais magro ou está comendo pouco? Caso tenha uma dieta recomendada pelo médico, está com dificuldade para segui-la? Muitas pessoas de idade avançada enfrentam problemas de nutrição e perda de peso. A perda de peso é um indicador das condições de saúde – pode estar relacionada com um quadro de depressão, demência ou reação a medicamentos. Também pode revelar que o idoso está sem dinheiro ou inseguro em relação aos seus recursos e por isso está economizando em alimentos.

Sua mãe (ou seu pai) parece deprimida? A depressão frequentemente passa despercebida pelos médicos porque seus sintomas se confundem com os de outras doenças, especialmente nos idosos. Mas ela não pode ser subestimada: 20% dos idosos que vão aos consultórios médicos em busca de tratamento para doenças normais na Terceira Idade sofrem também de depressão.* O idoso acumula perdas em diversas áreas de sua vida (luto, perdas cognitivas que o obrigam a limitar as atividades, redução do papel social, mudanças na família), que o deixam sujeito a esta alteração psicológica.

Quando param de dirigir automóvel, as mulheres adaptam-se bem e encontram formas de manter suas rotinas. Já os homens tendem a se isolar mais em casa, o que afeta seu ânimo. Observe se isso não está acontecendo com seu pai.

Sua mãe esquece onde esteve no dia anterior? Seu pai encontra um parente muito próximo (um irmão ou filho) e tem dificuldade para recordar quem era? Problemas de memória podem ser causados por doenças ou estados emocionais. Se há sinais de dificuldades, é importante passar pela avaliação de um médico, a quem devem ser informadas as falhas de memória notadas pelos filhos.

É comum que pessoas idosas façam uso de vários medicamentos ao mesmo tempo, o que exige cuidado para que algum não seja esquecido. Eles podem esquecer uma dose ou tomar o mesmo remédio duas vezes sem se dar conta. Tudo isso representa um risco para a saúde.

A casa de seus pais está desorganizada? Precisa de reparos que eles não se motivam a fazer? As contas estão sendo pagas

---

*Flávio M. F. Xavier e Claudio Veroneze, "Depressão em idosos", em Newton Luiz Terra (org.), *Entendendo as queixas do idoso*, p. 263. (*N. da A.*)

em dia? Geralmente os idosos recebem bem a ajuda dos filhos para cuidar dessas tarefas.

A casa onde eles vivem é segura? Não me refiro apenas à proteção contra ladrões, mas a pequenos cuidados que não consideramos em nossas residências mas que representam riscos para pessoas idosas. Tapetes devem ser evitados, assim como carpetes grossos que prejudicam o equilíbrio de quem tem um andar claudicante. É melhor manter a casa simples, sem acumular muitos móveis e objetos. Os ambientes devem ser bem-iluminados (aproveite para trocar as lâmpadas tradicionais pelas do tipo "longa vida", que duram mais tempo). Pequenas escadas podem ser substituídas por rampas; se há escadas altas que seu pai ou sua mãe tem que usar diariamente, pode ser hora de procurar outro imóvel para eles.

Seus pais conseguem trazer as compras facilmente para casa? Deslocam-se bem até a farmácia? Se eles vivem em cidade pequena, você pode combinar a entrega em domicílio. Se vivem em uma grande cidade, pode providenciar as compras pela internet ou por telefone. Em todo caso, vai precisar de uma lista de compras básica. O gerente de um supermercado que faz vendas pela internet contou-me que seu primeiro cliente foi um engenheiro que vivia nos Estados Unidos. Ele fazia compras para sua mãe semanalmente e pagava com cartão de crédito. As compras eram entregues na casa dela, na região do ABC paulista.

Alguém muito próximo de seus pais faleceu recentemente? Essa pessoa prestava alguma ajuda a eles ou fazia visitas? Descubra se o desaparecimento dessa pessoa acarretará alguma mudança na rotina de seus pais. Normelle, a cuidadora cujo depoimento está na página 163, conta que sua única atividade física eram as caminhadas que fazia com uma amiga. A amiga morreu e Normelle passou a levar uma vida totalmente sedentária, porque não queria caminhar sozinha.

Mesmo que não encontre sinais de problema em seus pais, você pode antecipar algumas medidas para poder ajudá-los se a situação mudar. Para começar, municie-se de informações. O passo mais importante é conversar com eles sobre a ajuda de que podem precisar. Para a maioria das pessoas, assuntos relacionados com a idade são difíceis de abordar. Os idosos relutam em falar sobre o declínio de sua saúde, as novas limitações físicas que estão surgindo e a dependência maior. Por sua vez, os filhos podem se sentir desconfortáveis ao encarar as novas responsabilidades ou a mortalidade dos pais.

As conversas, portanto, são difíceis, mas compensam. Profissionais que convivem com idosos dizem que a coisa mais importante que um filho pode fazer por seu pai idoso é mostrar respeito por sua vontade, por sua inteligência. Como dito no capítulo "O cuidador", não deixe que as circunstâncias o levem a crer que agora você é o pai dos seus pais e pode decidir tudo por eles.

Tenha isso em mente quando conversar com eles. Informe-se sobre os planos que já fizeram para si próprios. Pense previamente nas questões que você precisa conhecer e aborde-as aos poucos se achar necessário. Eles estão tranquilos em relação à administração de suas contas e recursos ou gostariam de algum tipo de ajuda? Gostariam de companhia nas consultas médicas? Querem ajuda para controlar as medicações?

Seja paciente – talvez você não perceba muito avanço na sua primeira conversa, mas se insistir com delicadeza vai acabar tomando pé da situação real.

Com algumas informações sobre o que precisa ser feito, avalie suas próprias condições de executar essas tarefas. Com que frequência você pode vê-los? Tem condições de acompanhá-los nas consultas médicas, por exemplo? Pode assumir algumas despesas?

É hora de descobrir com quem você pode contar. Qual a situação dos seus irmãos que vivem próximo dos idosos? Há outros parentes que podem ajudar?

Não se esqueça dos vizinhos e amigos. Em muitos casos, são eles que dão a assistência mais constante para o idoso sozinho. Você precisa conhecê-los, pegar os números de telefone e dar a eles os meios para contatá-lo.

Outro número de telefone importante: o do médico dc seus pais. Se você não tem condições de acompanhá-los nas consultas, ou se eles não querem, telefone de tempos em tempos ao médico para saber como anda a saúde deles. O momento de iniciar esses telefonemas depende do que diz sua sensibilidade: como a situação de cada idoso varia muito, não dá para definir uma idade dos pais em que os filhos deveriam começar a ter contato com o geriatra ou outro médico que os acompanha. Se não há outros familiares vivendo próximo do idoso, é recomendável que o filho que vive distante vá ao menos uma vez ao consultório. Se seus pais não estão sendo acompanhados por um médico com regularidade, procure um bom profissional e acompanhe-os durante a primeira consulta. Você vai se sentir mais tranquilo e terá meios de ajudar.

Se tiver outros irmãos vivendo longe de seus pais, mantenha-os informados sobre as condições de vida dos idosos. Geralmente um filho assume a maior parte do trabalho de cuidar dos pais. Se for você, avalie a ajuda de que necessita e peça-a com clareza para seus irmãos. Se for outro, mantenha-se em contato e pergunte que tarefas ele precisa repassar para você.

Informe-se sobre os serviços de apoio disponíveis na cidade de seus pais. Existe um centro de saúde especializado na Terceira Idade? Algum hospital tem um bom serviço de geriatria? Onde se pode conseguir um cuidador profissional, se necessário? O ponto de partida pode ser um posto de saúde ou um telefonema para a Secretaria Municipal de Saúde. Contratar um cuidador ou mesmo uma empregada doméstica é complicado se você vive em outra cidade, mas não impossível. Peça ajuda de parentes e vizinhos de seus pais, comente o que está buscando com os comerciantes do bairro. Na hora de entrevistar as candidatas, avalie se a sua presença é necessária ou se é melhor seus pais decidirem sozinhos. Este é um momento em que você poderá ser útil para seus pais.

Mantenha com você cópias de documentos importantes, como contrato do plano de saúde e do serviço de emergência médica (se houver), registro na Previdência Social e contas bancárias.

Por fim, lembre-se que lamentar estar morando longe ou sentir-se culpado pela situação não vai mudar nada na vida dos seus pais. O que faz diferença é o seu carinho e os cuidados antecipados que adotar para poder ajudá-los quando precisarem.

Depoimento de Lenilde Pacheco,
jornalista, Salvador (BA).
18/5/2005

Procuro fazer o máximo, dentro das minhas possibilidades, mas fico com o sentimento de que o que faço é pouco diante de tantas carências.

Meus pais vivem em Mogi das Cruzes (SP). Eu vivo em Salvador (BA). Eles precisam muito da ajuda dos filhos para resolver problemas de saúde, finanças e as carências afetivas. Maurício, meu irmão que mora em Mogi, ajuda bastante. Minha irmã Noilde também mora em Salvador. Nós duas ajudamos a distância. Procuro fazer o máximo, dentro das minhas possibilidades, mas fico com o sentimento de que o que faço é pouco diante de tantas carências.

Meu pai, João Arthur, está com o pulmão bem fraquinho, tem diabetes e pressão alta e perdeu parcela significativa da visão. Além disso, apresenta apatia, desinteresse pela vida. Poucos assuntos o motivam. Sente-se seguro em casa porque domina totalmente os espaços. Mas é perigoso que saia sozinho. Ele gostava muito de jornal e, de uns anos para cá, tem enorme dificuldade para ler. Percebo que muitas vezes ele lê apenas os títulos. Assim mesmo, tem que colocar o jornal bem pertinho do rosto. Quando estamos lá, ele se alegra.

Minha mãe, Lucy, tem sérios problemas de coluna, faz rigoroso controle alimentar por causa do colesterol, que insiste em permanecer nas alturas apesar de ela sempre ter sido disciplinada na alimentação. Este ano apareceu um problema no pé dela, até agora sem solução. Ela cuida da casa com a ajuda de uma faxineira, que trabalha duas vezes por semana. É mamãe quem faz a comida e lava a louça.

Eu acho que o ideal seria que eles morassem em Salvador com minha irmã ou comigo. Mas não conseguimos convencê-los disso até agora. Sob o mesmo teto, poderíamos dar a atenção, o carinho e o acompanhamento necessários. O dinheiro da aposentadoria deles é curto. Eu pago o plano de saúde. Maurício ajuda na alimentação. Eles têm uma razoável proteção emocional. Maurício e a família estão sempre por lá. Tales, filho do meu irmão Laércio, também visita os avós com frequência. Mas minha mãe sente solidão, sente saudades. Eu compreendo. Também morro de saudade e choro rios de lágrimas.

Desde 2001, quando colocou marca-passo, meu pai se recusa a viajar de avião. Até então, eles vinham para Salvador e passavam temporadas de dois ou três meses conosco, sempre no inverno, fugindo do frio rigoroso de lá e também do calor escaldante daqui.

Meu marido Roberto, minha filha Maria Isabel e eu passamos o Natal com meus pais. Minhas férias são sempre em dezembro, para que possamos estar juntos no Natal. Quando vim morar em Salvador, pensei que ficaria três anos. Já foram 15 anos. Me envolvi profissionalmente e, depois, emocionalmente. Hoje, Roberto me ajuda muito em relação aos meus pais. Ele telefona uma vez por semana para falar com meu pai. Eu ligo para minha mãe na medida em que preciso saber dos acontecimentos. Quando há problemas, ligo e converso bastante. Já ficamos uma hora e meia no telefone. No relacionamento com Noilde e eu, minha mãe tem uma tendência maior de tentar nos poupar. Mas eu sempre digo que ela precisa pedir ajuda. É um exercício para ela que sempre foi ativa, tomava as iniciativas em casa e nunca deixou que o pai fosse sozinho o chefe da família. Ela é uma grande figura. Não estudou muito, mas colocou nossos estudos como prioridade. Em 2003, quando eu ganhei dois prêmios de jornalismo por participação em reportagens sobre grampos telefônicos, mandei o dinheiro para ela, como agradecimento por tudo que fez por nós.

15
Sobre a velhice

Não há nada menos palatável que a velhice inconveniente.

Joseph Brodsky, em *Menos que um*

No filme argentino *O filho da noiva*, o personagem Nino Belvedere quer se casar com Norma, sua companheira há 44 anos. Ela tem Alzheimer e vive em uma clínica. Nino continua apaixonado pela mulher e decide fazer o único agrado que não concordou em dar a ela durante o longo matrimônio – uma cerimônia religiosa de casamento. Ele telefona para os amigos para convidá-los para a cerimônia: o primeiro amigo que procura está muito mal de saúde e não pode atender; o segundo está surdo e não consegue ouvi-lo; o terceiro morreu.

Em tom irônico, que faz a plateia rir, o filme retrata bem um aspecto importante da vida dos idosos. Perde-se o companheiro ou a companheira de muitas décadas para a morte ou para uma doença que lhe rouba a personalidade, os amigos desaparecem, o corpo vai parando de funcionar pouco a pouco.

A velhice é malcompreendida. A nossa dificuldade para entender aquilo que não vivenciamos isola os velhos numa ilha de incompreensão. Podemos nos colocar no lugar de uma criança que chora porque não ganhou um brinquedo porque já passamos por aquilo. Ou no lugar de um adolescente mal-humorado se fizermos um pequeno esforço para lembrar como fomos na adolescência. Mas não sabemos como é viver com um corpo velho, num mundo que de tanto mudar não se parece mais com aquele em que crescemos e vendo nossos amigos morrerem. Essa falta de empatia reduz nossa compaixão pelos velhos.

A psiquiatra norte-americana Mary Pipher escreveu um belo livro sobre os velhos de seu país. Nele, ela se empenha em mostrar que os norte-americanos com mais de 75 anos cresceram numa realidade muito diferente da atual (o país não era tão próspero e muitos imigrantes recém-chegados eram pobres) e formaram suas personalidades com base em valores que eram importantes na época (discrição, autocontrole, privacidade). Por isso essas pessoas são econômicas no que diz respeito aos bens materiais e reservadas no campo pessoal. Mas esse tipo de conduta choca-se com o comportamento que hoje é tido como normal pela sociedade (consumismo e extroversão). E, assim, aquele que é econômico e reservado é visto pelos mais novos como sovina e fechado.

Diz Mary Pipher:* "De ambas as gerações eu ouço histórias de conflito, frustrações, culpa e raiva. Enquanto o velho frequentemente se sente abandonado e malcompreendido, seus parentes mais jovens se sentem estressados, insuficientemente valorizados por seus esforços e culpados. Sentimentos que machucam com frequência têm origem no hábito de tomar como pessoais problemas que são culturais ou resultado de diferenças de gerações."

As famílias também mudaram e, por isso, as formas tradicionais de cuidar de nossos pais não funcionam mais e novas maneiras ainda têm que ser inventadas. Como em breve os idosos seremos nós, tudo que fizermos para ajudar nossos

*Mary Pipher, *Another Country*. Nova York: Riverhead Books, 2000, p. 7. (*N. da A.*)

idosos nos ajudará mais tarde. As soluções que encontrarmos serão aplicadas às nossas próprias vidas. A delicadeza, a indiferença, a ignorância e a sabedoria serão repassadas para as próximas gerações. Se amamos e respeitamos nossos velhos, ensinamos nossas crianças a amar e respeitar o velho que seremos um dia.

Até agora, o que se vê nas sociedades é que somente os próprios idosos, ou aqueles que estão se aproximando da velhice, preocupam-se com suas consequências: rejeição, isolamento, solidão e obsolescência impositiva. Somente eles se interessam pelas formas que os velhos encontram para dar um propósito para a etapa final da vida.

A velhice dos pais obriga filhos, genros, noras e netos a se aproximarem da velhice. É como se aproximar do desconhecido. Sobre o velho "sabe-se" que ele tem uma conversa repetitiva, queixa-se sempre de problemas de saúde, gosta de falar do passado, é sistemático. O que passa despercebido é que os velhos lidam com experiências que jogariam um jovem na depressão. Assistir à morte de irmãos, amigos, às vezes até de filhos. Descobrir a cada ano novas limitações físicas. Ver reduzido o poder aquisitivo (uma realidade dos aposentados brasileiros). Perder as capacidades – imagino como deve ser triste não conseguir mais ler por causa dos olhos cansados ou não poder sair para caminhar por causa do equilíbrio frágil. Para muitos, a solidão é parte do processo de envelhecimento, assim como a artrite e a aposentadoria insuficiente. A solidão vem de carona com o declínio da mobilidade e com as mudanças na família; os filhos casaram e talvez tenham se mudado para outra cidade, tantas pessoas queridas morreram.

Se nossos pais estão na Terceira Idade é preciso entender a velhice para entendê-los: a sensação angustiante de não ser mais capaz de inspirar amor (afinal, eles não são mais bonitos, nem ágeis, nem saudáveis), o receio de perder a autonomia, a perda de perspectiva do futuro. Também é preciso lembrar do idoso como ele foi um dia e não apenas como é agora. Isso nos ajuda a entender suas atitudes e a respeitá-lo em sua integridade.

Se eles gostam de relembrar o passado é porque têm muitas lembranças importantes e poucas novidades no dia a dia.

Se reclamam muito de problemas de saúde, a conversa pode se tornar chata, e não saberemos o que lhes dizer; mas o fato é que os problemas de saúde provavelmente os preocupam e incomodam muito.

Se são sistemáticos, talvez seja porque já viveram o bastante para saber o que é importante e o que é irrelevante para eles. Sabem que não têm mais a vida toda pela frente e por isso querem perder menos tempo com o que julgam sem importância. Recordo-me de um senhor octogenário que se tornou muito exigente na escolha dos filmes que vê e dos livros que lê. Só quer ver seu gênero favorito (comédias) e ler os clássicos. Por quê? "Porque tenho pouco tempo e não vou consumi-lo com o que é sem qualidade ou que pode não me agradar."

Os idosos estão vivendo em um mundo preparado para gente jovem. Quando a idade pesa, eles não podem mais dirigir, caminhar em shopping centers ou grandes aeroportos, ou lidar com as exigências de sistemas de saúde burocráticos. Têm acesso a sofisticados e caros tratamentos médicos para prolongar suas vidas, mas muitos sacrificam suas economias para usá-los. Alguns têm que escolher entre medicação e alimento. Avanços tecnológicos, como diálises e próteses, mantêm as pessoas vivas, mas criam problemas crônicos. Aqueles que passam dos 80 sobrevivem aos seus amigos e vizinhos, à sua conta bancária. Pouca gente está preparada financeiramente para uma vida longa.

Os idosos podem ser difíceis. Mais difíceis ainda são aqueles que não aceitam a própria velhice. Revoltam-se – e essa revolta cai sobre quem está mais próximo – ou, ao contrário, se entregam. Como outras pessoas que adquirem limitações físicas, o idoso precisa de tempo para se ajustar às mudanças impostas pelas suas limitações. Lembro-me da gaúcha Débora, que sugeriu ao pai que usasse uma bengala e ele recusou (o depoimento dela está na página 121). Um dia, Débora falou na bengala e ele respondeu simplesmente: "É, vou experimentar." Experimentou, e nunca mais ficou sem bengala, porque agora consegue caminhar até na calçada irregular da rua onde mora. Débora não entendeu o que mudou dentro da cabeça de seu pai. Parece que ele precisava de tempo para aceitar que não podia mais fazer com naturalidade algo que é tão natural para o ser humano (andar); ele precisava se convencer de que aceitar a realidade não o tornaria mais velho.

A velhice é a fase da vida em que o nosso corpo se transforma visivelmente. Essa é uma característica do ser humano – somos o único animal que muda dramaticamente sua aparência quando envelhece. Mas a velhice não é uma doença. A velhice é inevitável. Estamos acostumados a olhar para ela sob uma ótica pessimista, focando no declínio e ignorando uma sabedoria e uma liberdade que só o curso da vida pode nos ajudar a conquistar. O nosso discurso interno é fundamentalmente negativo, baseado em imagens de decadência e perdas. Como se formam nossas conclusões sobre a experiência do envelhecimento? Reunimos informações transmitidas por nossos pais, por nossos amigos ou pela mídia? Será que algumas dessas ideias vieram de conversas com aqueles que já estão lá, que já experimentaram as alegrias e tristezas de envelhecer? Talvez esse tipo de conversa ajudasse quem está dos dois lados do muro a entender o que nos espera. No século XXI, a velhice é uma fase da vida mais longa que a infância e que a adolescência juntas. É muito tempo para ser desperdiçado.

Depoimento de Amélia Kaiser Garcia, funcionária da administração do Conselho Regional de Psicologia, Pouso Alegre (MG).
11/10/2005

Sabe o que é o pior nessa situação? É que não há perspectiva de melhora.

Minha mãe fazia os partos das mulheres que viviam na região do nosso sítio, em Mangaratiba (RJ). Até ganhou um cavalo da prefeitura para que pudesse atravessar o rio o ano todo para trabalhar - havia épocas em que era impossível passar a pé. Também fazia caixões bem simples para sepultar os mortos da vizinhança. Para cada caixão, preparava uma coroa de flores de papel crepom. Mamãe era muito católica, acudia todo mundo que precisava, cozinhava muito bem, costurava. Foi ela quem fez a horta e o jardim do nosso sítio.

Agora ela tem 91 anos e ainda vive no sítio com meu pai, de 94. Mamãe tem Alzheimer, papai é saudável, mas muito deprimido e apático. Não conversamos mais. Eles não me reconhecem.

Tenho 51 anos e moro em Pouso Alegre. Em um Natal, quando cheguei para cumprimentar minha mãe, ela se virou para uma das minhas irmãs e perguntou: "Quem é ela?" Foi o pior dia da minha vida. No último aniversário do meu pai, ele também pareceu não me reconhecer.

Sou a caçula de cinco irmãs (a mais velha tem 68 anos). Elas vivem no estado do Rio e se revezam nos cuidados aos nossos pais. Cada uma cuida deles uma semana. Eu vou vê-los nos aniversários e passo as minhas férias no sítio.

Lá no sítio, dias e noites são iguais. Minha mãe tira cochilos e anda pela casa com um passinho curto. Meu pai fica sentado, muito quieto, babando muito. Ela usa fralda e precisa de comida na boca. Os dois precisam de ajuda no banho, que é semanal, e nos banhos de assento, que são diários. Minhas irmãs às vezes perdem a paciência e gritam com eles. Isso me deixa triste e tento acalmá-las.

Como moro em uma região com mais recursos, vou a todos os eventos sobre Alzheimer e repasso as dicas para elas. Quando consigo algum material, faço cópias, coloco em quatro envelopes e mando um para cada uma delas. Assim todas nós teremos as mesmas informações.

Por viver longe, sou aquela que não pode dar palpite. Não seria certo com minhas irmãs. Tempos atrás elas me falaram em colocar os dois em um asilo. Respondi que aceitaria o que decidissem, mas fiquei muito mal. Pensei em trazê-los para viver comigo e concluí que não podia fazer isso. A casa não é só minha. Tenho marido e filhas. Se é tão pesado para minhas irmãs, como seria para mim, que sou sozinha aqui em Minas?

Elas acabaram desistindo do asilo. Só pensaram naquilo porque estão muito cansadas. Elas próprias não são jovens e estão esgotadas pela rotina de cuidadoras. Sabe o que é o pior nessa situação? É que não há perspectiva de melhora. É natural que quem cuida de uma pessoa espere ver algum resultado, algum progresso. Continuamos a cuidar porque eles são nossos pais, porque temos pena, mas não esperamos nada de bom. Fico me perguntando por que mamãe teve Alzheimer. Ela e o papai tiveram uma vida saudável, foram bons, rezaram tanto! Isso machuca a minha fé.

Mesmo assim eu digo para meus amigos: "Tenho pai e mãe vivos, graças a Deus." Não quero que eles morram. Sinto tristeza ao pensar em estar neste mundo sem eles. Quero poder continuar dizendo: "Vou à casa da minha mãe e do meu pai."*

*A mãe de Amélia faleceu em 2010. *(N. da A.)*

16
O fim deles, o nosso fim

> *Enquanto nos trancarmos na nossa obsessão com a juventude, só poderemos desenvolver má vontade com os idosos e desumanizar a nós mesmos.*
>
> Betty Friedan, em *Fountain of Youth*

Tememos o envelhecimento porque tememos a morte. Negamos a morte, fingimos que ela não faz parte da natureza humana, que está muito longe de nós. Por isso, quando o envelhecimento de alguém nos faz pensar que a vida tem um fim, nossa tendência é nos afastarmos. O envelhecimento que lembra a morte é feio e triste. Só o amor, a generosidade, a ética seguram um ser humano ao lado de outro ser humano que está morrendo. Se nossos impulsos despertados pela imagem da velhice estivessem no comando, deixaríamos o velho morrer isolado, sem assistência.

Para quem ainda não chegou lá, a velhice é um problema, uma doença incurável. Procura-se "curá-la" gastando milhões de reais com cirurgias plásticas numa tentativa de mascarar os sinais visíveis da idade; outros bilhões em pesquisas médicas para aumentar a longevidade. Como as mudanças no corpo que envelhece são inevitáveis, o único resultado real desse esforço é a sensação de obsolescência e a solidão que cercam os idosos. O idoso, em geral, sofre calado: ele absorveu o medo da morte, a repulsa à velhice, a crença de que só conta quem trabalha, fala alto, anda rápido e tem boa memória (e pouco do que lembrar). É como uma profecia que se realiza porque acreditaram nela: quem envelhece em sociedades que menosprezam o velho e veem a Terceira Idade como fase de decadência tende a esconder-se, a sentir-se inútil, e essa postura se reflete negativamente sobre sua saúde. O medo do envelhecimento acelera o declínio que tanto tememos e acaba por roubar da nossa vida o significado.

Na nossa negação da morte e do envelhecimento do corpo, rejeitamos a sabedoria da idade; ao fazer isso, roubamos da velhice o seu significado e da juventude a sua direção. Fazemos de conta que a velhice pode ser transformada numa espécie de meia-idade sem fim, e, consequentemente, damos aos jovens um falso mapa para conduzi-los ao futuro, um mapa que não lhes mostra como planejar suas vidas em todas as suas fases, como se conhecer melhor ou desenvolver a espiritualidade.

Os sinais de negação e ansiedade em relação ao envelhecimento estão por toda parte. Os modelos que enxergamos não nos mostram como envelhecer com graça e dignidade, apenas como adiar o processo.

O contato com os velhos é uma chance que a vida nos dá de desenvolvermos consciência em relação a essa fase e aceitar o que ela de fato é: um lembrete de que a vida não tem apenas um começo e um meio, mas também um fim. É uma oportunidade de percebermos a negação que nos impede de apreciar nossa vida na Terceira Idade.

Para crianças e jovens, a morte é uma abstração. O contato com pais idosos que precisam de ajuda no seu dia a dia faz os adultos encararem sua própria mortalidade. A carga emocional dessa experiência é naturalmente pesada, e mais pesada fica quando quem a carrega tem uma visão muito limitada ou negativa da velhice. Quem está envolvido com um idoso dependente fatalmente pensa muito no envelhecimento e na morte. Quem presencia, no papel de cuidador, o sofrimento de um pai ou uma mãe que passa seus últimos anos com limitações físicas severas aceita a morte como o desfecho natural. O que não elimina as saudades, a tristeza e o susto diante da constatação de que ele, cuidador, também está envelhecendo.

O avanço da longevidade é um progresso pelo qual devemos ser gratos. Por outro lado, a mudança no ciclo de vida cria grandes desafios para todas as famílias e para as sociedades. Quatro de cada dez pessoas morrem após um longo período de debilidade e dependência. Por isso há tantos cônjuges e filhos envolvidos em cuidados com idosos. Os avanços médicos continuam e uma de suas consequências é que os idosos viverão ainda mais, mesmo com debilidades, mesmo necessitando de cuidados mais complexos e caros.

Mais famílias terão um dia que se perguntar quando os procedimentos para afastar a morte deixam de fazer sentido. Afinal, como um filho pode saber a hora de dizer "Vamos deixar a vida seguir seu curso?". Não há medidas prontas, não há respostas fáceis – até fazer a pergunta é difícil! Ninguém quer encurtar a vida de uma pessoa amada, mesmo que seja por alguns dias. Todos querem ser capazes de dizer para si mesmos que fizeram tudo que era possível.

Os que se envolvem diretamente nos cuidados com familiares idosos e debilitados têm uma vantagem sobre os que se mantêm mais afastados. Os cuidadores enfrentam muito sofrimento – seu e do idoso –, e esse enfrentamento diário da dor e da doença os torna mais preparados para reconhecer os limites da vida, para entender que há uma hora em que prolongá-la significa apenas prolongar o sofrimento. Estão tranquilos com suas consciências e por isso não são tentados por esforços heroicos de última hora. O heroísmo deles é permanente, diário, e geralmente se estende por anos, aqueles anos que eles passam ao lado do cônjuge, pai ou mãe doente. Quando a vida dos pais ou do companheiro acaba, o cuidador tenta se levantar para reconstruir sua própria vida, que estava organizada em torno daquele que ele amava.

Ninguém sai incólume da experiência. Assistir ao envelhecimento dos pais pode ser perturbador para as emoções dos filhos adultos. É especialmente difícil para aqueles que ainda querem ver seu pai ou sua mãe como indivíduos de meia-idade, vibrantes e ativos. Muitos, independente da idade, resistem em se aceitar na condição de órfãos.

Ver nossos pais envelhecerem nos confronta com a realidade: o tempo passa, nossa juventude vai acabar e, no futuro, teremos as mesmas limitações que eles têm hoje. Diante disso, é inevitável nos perguntarmos: vou me transformar num fardo para os meus filhos? Quem vai cuidar de mim? Vou ficar sozinho?

Até agora, somente os velhos, ou aqueles se aproximando da velhice, preocupam-se com suas consequências: rejeição, isolamento e obsolescência forçada. Somente eles se importam com uma forma de dar sentido ao último estágio da nossa vida.

O perfil demográfico está mudando: a proporção de pessoas muito jovens vai ficando menor; o número de idosos está crescendo, e a Terceira Idade é uma fase da vida cada vez mais longa. Pode durar vinte, trinta anos. Isso desencadeia uma forte demanda por cuidados médicos especializados, residências para idosos, cuidadores profissionais. Também provoca mudanças culturais porque mais e mais pessoas se tornarão cuidadores de seus pais. É um desafio para as famílias e para as sociedades, já que a solução doméstica – um dos filhos ou sobrinho traz o idoso para sua casa para cuidar dele até a morte – é hoje limitada por circunstâncias.

A mudança que está em curso traz dentro de si as pistas para as respostas de que precisamos. O envelhecimento da população fará com que mais gente reflita sobre a Terceira Idade e suas necessidades. Mais pessoas terão interesse em valorizá-la, nem que seja por temerem ser vítimas da desvalorização num futuro breve. O sofrimento alheio nem sempre sensibiliza quem está por perto; a constatação de que em breve podemos ser nós os atingidos pela demência, os que precisam de ajuda – enfim, os idosos dependentes –, não deixa ninguém indiferente. Teme-se a perda de independência e teme-se até mais: se tornar um peso na vida dos filhos, "dar trabalho", fazê-los sofrer.

Poderá haver progressos no entendimento do papel do cuidador. Ele é frequentemente um solitário por ser o único no entorno do idoso que mergulhou num universo difícil. Quem fica na superfície não entende o que está se passando lá embaixo, e o próprio cuidador acha difícil pedir que lhe joguem um salva-vidas. Como nossa sociedade vive um período em que o autossacrifício não é valorizado, o cuidador é um *outsider*.

De um lado, conviver com os pais dependentes. De outro, conviver com a necessidade de ser ajudado. As duas situações podem acontecer na vida de cada um de nós e ambas testam nosso caráter, nossa resistência, nossa sabedoria e valores. Conviver com o idoso (seja ele saudável ou dependente) e, mais tarde, com o nosso envelhecimento é mais fácil se refletirmos sobre as obrigações mútuas entre o jovem e o velho. A experiência se torna mais natural e menos dolorosa se os dois lados lembrarem que a vida de um ser humano envolve necessariamente períodos de dependência (na juventude e maturidade, quando precisamos nos sentir independentes para nos sentirmos inteiros, tendemos a esquecer disso).

Estamos em crise. Faltam-nos os arranjos de moradia, estruturas sociais, tradições e sabedoria para administrar esses últimos anos de vida. Ninguém quer morrer cercado por cuidadores contratados. Ninguém quer seus pais preocupados com dinheiro e sofrendo dores nos últimos anos de suas vidas. Mas situações assim acontecem o tempo todo. Há um enorme vácuo entre o que acreditamos ser certo e o que é prático. Nossas esperanças de um fim de vida melhor estão depositadas na pesquisa científica, não no cuidado e carinho da família – não queremos dar trabalho.

Precisamos aprender a conversar sobre a nossa velhice e a das pessoas próximas de nós. Em se tratando de arranjos familiares, não há como fazer planos, comunicar preferências e revelar desejos e temores se não houver conversas. Quando chega a situação em que a conversa é inevitável, é também muito tarde – os fatos já terão tomado o comando e só nos restarão as medidas paliativas ou urgentes. O planejamento é uma forma de evitar (ou minimizar) o que os pais mais temem: ser um peso para os filhos. Se essas conversas não são fáceis hoje, não serão mais fáceis daqui a alguns anos.

A ansiedade em relação à velhice e à morte, que é parte da nossa cultura, nos induz a preservar a ficção da autonomia permanente, mesmo quando a realidade mostra a inevitabilidade da interdependência. Não importa quão saudáveis ou autônomas as pessoas idosas aparentem ser. O fato é que a idade traz um risco maior de doenças degenerativas. Contra nossa confiança no controle e na ciência, precisamos lembrar que a velhice e a morte não são problemas a serem resolvidos, mas experiências humanas a serem vividas.

Depoimento de Ingrid Schimidt Pereira, 85 anos, São Paulo (SP). 17/6/2005

Cuidar de alguém não é tão ruim quanto as pessoas pensam.

Cuidei do meu segundo marido, que teve câncer, e do irmão dele, que tinha esclerose. Houve uma época em que eu saía para passear com os dois, um apoiado em cada braço, os dois com dificuldade para andar. O pessoal da vizinhança brincava quando nos via: "Lá vai dona Flor e seus dois maridos."

Tive bastante energia para dar apoio aos dois e acho que a experiência só me fez bem. Cuidar de alguém não é tão ruim quanto as pessoas pensam. A gente se sente útil, e isso ajuda muito. Mas é preciso afastar um pouco os próprios interesses para dar espaço para essa força sair de dentro da gente.

Quando fiquei viúva minha vida se tornou solitária. Piorou quando tive uma queda dentro do meu apartamento. Do hospital, meu filho me trouxe para essa casa de idosos onde moro hoje. Foi um choque descobrir que ele tinha vendido todos os meus móveis. Chorei dias seguidos. Ele não me avisou de nada para não me dar trabalho, mas eu queria ter tomado parte na decisão, quem sabe ter trazido algum móvel pequeno comigo, já que agora essa é minha casa.

Acho que já vivi bastante. Agora é hora de morrer.*

---

*Ingrid faleceu em 2011. *(N. da A.)*

viva livros

Este livro foi composto na tipologia Minion Pro Regular, em corpo 10,5/13, e impresso em papel off-set 56g/m² no Sistema Cameron da Divisão Gráfica da Distribuidora Record.